全国中医药行业高等教育"十四五"创新教材

实用药事管理学

（供药学、中药学等专业用）

主　编　王素珍　路　玲

全国百佳图书出版单位
中国中医药出版社
·北 京·

图书在版编目（CIP）数据

实用药事管理学 / 王素珍，路玲主编 . -- 北京：中国中医药出版社，2024. 12. --（全国中医药行业高等教育"十四五"创新教材）.

ISBN 978-7-5132-7867-6

Ⅰ . R95

中国国家版本馆 CIP 数据核字第 2024CJ8142 号

中国中医药出版社出版

北京经济技术开发区科创十三街 31 号院二区 8 号楼

邮政编码　100176

传真　010-64405721

北京盛通印刷股份有限公司印刷

各地新华书店经销

开本 787×1092　1/16　印张 10.75　字数 248 千字

2024 年 12 月第 1 版　2024 年 12 月第 1 次印刷

书号　ISBN 978 - 7 - 5132 - 7867 - 6

定价　49.00 元

网址　www.cptcm.com

服 务 热 线　010-64405510

购 书 热 线　010-89535836

维 权 打 假　010-64405753

微信服务号　zgzyycbs

微商城网址　https://kdt.im/LIdUGr

官 方 微 博　http://e.weibo.com/cptcm

天猫旗舰店网址　https://zgzyycbs.tmall.com

如有印装质量问题请与本社出版部联系（010-64405510）

全国中医药行业高等教育"十四五"创新教材

《实用药事管理学》编委会

主　编　王素珍　路　玲

副主编　叶耀辉　严小军　王军永
　　　　严　军　聂鹤云

编　委　（按姓氏笔画排序）
　　　　王立元　田　娜　朱　瑶
　　　　孙敦振　徐继红

编写说明

健康是促进人的全面发展之必然要求，是经济社会发展的基础条件，是民族昌盛和国家富强的重要标志，也是广大人民群众的共同追求。药品安全对于维护社会稳定、保障人民健康具有重要意义，而做好药事管理是保障人民用药安全的前提。为了更加直观地了解药事管理的内涵和方法，我们编写了《实用药事管理学》，以便学习者进行快速查阅和理解。本书可供药学和医学专业学生及药事从业人员、药事监管人员学习提高之用。本书具有以下特点：

1. 系统性　以系统思维为宏观指导，将药事管理的法规依据、范围、过程、时间四个维度与药事管理的具体知识相结合，形成"药事基础（第一章、第二章、第三章）、药事过程（第四章、第五章、第六章）、药事特色（第七章、第八章、第九章）、药事发展（第十章、第十一章）"的架构，具有系统、全面的特点。

2. 实用性　在介绍药事管理相关概念的基础上，以《中华人民共和国药品管理法》为基本准则，对药事管理过程进行分析概括，用表格、图谱的形式对一些知识性、史料性的内容进行整理，便于查阅；对药事管理的热点、难点深入分析，便于理解和掌握，有较高的实用特点。

3. 可读性　运用我国现实作为案例，让学习者感觉亲近。多维度给予学习者思考的空间，拓宽学习者的专业知识面。

4. 导读性　用思维导图的方式为读者梳理结构，每章小结用思维导图的形式进行知识点的概括总结，对把握每章的内涵有较好的导读作用。

该书共 11 章，具体编写分工如下：第一章由王素珍编写；第二章由路玲撰写，第三章由孙敦振、朱瑶撰写，第四章由聂鹤云撰写，第五章由王军永撰写，第六章由严小军撰写，第七章由严军撰写，第八章由王立元撰写，第九章由叶耀辉撰写，第十章由徐继红撰写，第十一章由田娜撰写。

　　本书在编写过程中参考和借鉴了大量同类研究成果及国内外专家、学者的理论和观点，特此说明并表示深深的感谢！为了编好这本书，全体编写人员需要对不断更新的法规、政策等进行跟踪和改进，付出了努力。但因知识水平所限，有不妥之处还请读者批评指正，以便再版时修订提高。

《实用药事管理学》编委会

2024 年 8 月

目 录

第一章 药品与药事 ▷▷▷▷

学习目的

学习了解有关药品的定义、类别、药事内涵等知识。培养识别药事管理事项的能力。提升对药品的辨识能力，提高药事管理理论素养。

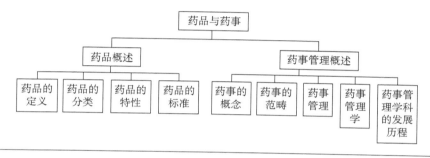

第一节 药 品

人类是在对抗各种疾病的过程中不断发展的，其间人们发现、发明了各种对抗疾病的物质，这些物质统称为药品。当然，不同的国家和地区对药品的认识和定义有所不同。

一、药品的定义

中国对药品的定义来自《中华人民共和国药品管理法》（以下简称《药品管理法》）的规定。本书中的药品是指用于预防、治疗、诊断人的疾病，有目的地调节人的生理功能并规定有适应证或者功能主治、用法和用量的物质，包括中药、化学药和生物制品等。药品特指人用药品，不包括兽药和农药。药品的使用目的、方法有严格规定。

"具有治疗、缓解、预防或诊断人和动物的疾病、身体异常或症状的，或者恢复、矫正或改变人或动物的器官功能的单一物质或混合物"，这是世界卫生组织（WHO）对于药品的定义。

美国对药品（drug）的定义：一是指法定《美国药典》（USP）、法定《美国顺势疗法药典》（HPUS）或法定《国家处方集》（NF），或对其中之一的任何增补中认定的物品；二是指预期用于诊断、治愈、缓解、治疗或预防人或其他动物疾病的物品；三是指预期用于影响人或其他动物身体结构或任何功能的物品（食物除外）；四是指预期用作第一、第二或第三目中所指定的任何物品的一种成分。"药物"必须是一种食物或饮食补充剂，应根据有关条款规定进行申明，它不仅仅是一个药物，在作为一种食物、饮食成分或饮食补充剂时，应按相应条款要求对其做出一种真实和不误导的声明。

欧盟对人用药品的定义，药品是用于诊断、治疗人类疾病，恢复或影响人体的生理功能的物质或物质的组合，包括专利药、仿制药、免疫系统药、放射性药、血液及血浆制品、顺势疗法药品。

二、药品的分类

根据不同的分类目的、分类标准，可分为不同类别的药品，常见的分类方式如下。

（一）中药、化学药和生物制品

据不同来源分类，药品分为中药、化学药和生物制品。

1. 中药（traditional Chinese medicines） 以中国传统医药理论指导采集、炮制、制剂，说明作用机理，指导临床应用的药物，统称为中药。中药是指在中医理论指导下，用于预防、治疗、诊断疾病并具有康复和保健作用的物质。

2. 化学药（chemical drugs） 包括：通过合成或半合成的方法制得的原料药及其制剂；天然物质中提取或者通过发酵提取的新的有效单体及其制剂；用拆分或合成等方法制得的已知药物中的光学异构体及其制剂。

3. 生物制品（biological products） 用生物技术（细胞工程、基因工程、发酵工程等）制成，或从组织液中分离提取，或其复合物等的生物大分子单组分、多组分或复方制剂，以及可以用于疾病预防或治疗的免疫制剂、生物活性制剂等。

（二）现代药和传统药

从形成时间看，药品分为现代药和传统药。

1. 现代药（modern medicines） 用西医学理论指导其研究和开发、制造和使用的药品，采用合成、分离提取、化学修饰、生物工程等方法制取。现代药是19世纪以来发展起来的，主要有化学药品（化学原料药及其制剂）、天然药物、抗生素、放射性药品、疫苗、血清、血液制品、生化药品、生物技术药品及诊断药品等。现代药发展很快，已有数万个品种，该类药品的结构基本清楚，其质量控制有严格的标准和方法。

2. 传统药（traditional drugs） 用中医学观点和理论表述其特征，并指导其研究、开发、制造和利用的药品，是传统医学的主要组成部分，包括有植物药、矿物药、动物药。世界传统药中的典型代表是中药，中国传统药包括中药和民族药（主要有藏药、蒙药、维药、壮药、苗药、彝药、傣药）。

（三）处方药和非处方药

根据药品品种、规格、适应证、剂量及给药途径不同，药品可分为处方药和非处方药。

1. 处方药（prescription drugs/ethical drugs） 凭执业医师或助理医师处方才能购买、调配和使用的药品。特殊管理的药品（包括麻醉药品、精神药品、医疗用毒性药品和放射性药品四大类）、其他严格管理的药品（易制毒化学品）、兴奋剂等都属于处方药。

2. 非处方药（nonprescription drugs/over-the-counter drugs） 由国务院药品监督管理部门公布的，不需经执业医师/执业助理医师处方，消费者能自行判断、购买和使用的药品。

另外，对药品的社会价值和社会功能进行分类，可分为基本药物、基本医疗保险目录药品、国家储备药品。从药品的来源渠道，可将其分为进口药、医疗机构制剂和药械组合产品等。根据药品用途，可分为诊断药、预防药和治疗药。根据生产者是否具有药品知识产权，分为原研药、仿制药。未曾上市销售过的药品称为新药，根据物质基础的原创性和新颖性，将新药分为创新药和改良型新药。

三、药品的特性

（一）药品的质量特性

药品的质量特性是指其与满足预防、治疗、诊断人的疾病，有目的地调节人的生理功能要求有关的固有特性。

1. 安全性 安全性（safety）是按规定的适应证和用法、用量使用药品后，人体产生毒副作用的程度。新药审批中要求提供急性毒性、长期毒性、致畸、致癌、致突变等数据。在规定的用药条件下，药品使用应该是安全的。

2. 有效性 有效性（effectiveness）是在规定的适应证、用法和用量的条件下，能满足预防、治疗、诊断人的疾病，有目的地调节人生理功能的要求。我国对药品的有效性表述为"痊愈""显效""有效"。国际上有的采用"完全缓解""部分缓解""稳定"来表达有效性。

3. 稳定性 稳定性（stability）是指在规定的条件下保持其有效性和安全性的能力，规定的条件包括在有效期内，生产、贮存、运输和使用的条件。

4. 均一性 均一性（uniformity）是指药物制剂的每一单位产品都符合有效性、安全性的规定要求。均一性是在制药过程中形成的固有特性。对化学药品，其均一性很好理解，但是中药饮片不符合这一特性。

（二）药品的特殊性

药品除其质量特征外，还具有特殊性，主要有专属性、两重性、质量的重要性、时限性等。专属性是药品运用目的的专属决定；社会属性和自然属性是药品两重性的体现；药品的专门用途决定了其质量的重要性特点；随着时间的变化，药品成分发生变化进而影响质量，决定了药品的时限性特点。

四、药品的标准

(一) 定义

如何判定药品、合格药品必须有判定标准，它是药品管理的基础。国家有关部门对药品的质量规格、检验方法、生产工艺所做的技术规定是药品标准，包括国家药品监督管理局颁布的《中华人民共和国药典》(以下简称《中国药典》)、药品注册标准和其他药品标准。

合格的药品应有肯定的疗效、尽量小的毒副作用。好的药品质量标准应能控制药品的内在质量。药品质量的好坏，集中表现在有效性和安全性两方面，它取决于药品本身的性质和纯度。药品的有效性是发挥治疗效果的基本条件，安全性是保证药品充分发挥作用而又减少损伤和不良影响的必要条件。

中药材及其炮制品尚有地方标准，其余药品都是国家标准。我国药品标准是以《中国药典》为核心的国家药品标准体系。

(二) 类别

1.《中国药典》 其制定按立项、起草、复核、审核、公示、批准、颁布等环节进行。载入《中国药典》的药品标准，是国家对同品种药品质量的最基本要求，药品的研制、生产、经营、使用、监督及检验等活动的要求标准均不得低于《中国药典》的要求。《中国药典》贯彻了药品全生命周期的管理理念，强化了药品研发、生产、流通、使用等全过程质量控制。

《中国药典》以凡例为基本要求、通则为总体规定、指导原则为技术引导、品种正文为具体要求。

《中国药典》的修定，是指对已载入的及需要载入但尚未载入的药品标准，按照《中国药典》收载原则重新审定，一般每 5 年修定一次。虽然《中国药典》每 5 年颁布一次，但在整个 5 年过程中，对药品标准的提高是不间断的，由增补本补充。对载入《中国药典》的药品标准修定及对经审定认为需要载入的药品标准，按照《中国药典》的制定程序进行。新版《中国药典》颁布实施后，原版《中国药典》载入的及增补本的药品标准同时废止。目前中国已出版药典的情况见表 1-1。

表 1-1 《中国药典》版次情况

版次	出版年份	重要变化
第一版	1953 年	该版《中国药典》共收载品种 531 种，其中化学药 215 种、植物药与油脂类 65 种、动物药 13 种、抗生素 2 种、生物制品 25 种、各类制剂 211 种。1957 年出版了《中国药典》1953 年版增补本
第二版	1963 年	该版《中国药典》共收载品种 1310 种，分为一、二两部，各有凡例和有关的附录。一部收载中药材 446 种和中药成方制剂 197 种；二部收载化学药品 667 种。此外，一部记载药品的"功能与主治"，二部增加了药品的"作用与用途"

版次	出版年份	重要变化
第三版	1977 年	该版《中国药典》共收载品种 1925 种。一部收载中草药（包括少数民族药材）、中草药提取物、植物油脂及单味药制剂等 882 种，成方制剂（包括少数民族药成方）270 种，共 1152 种；二部收载化学药品、生物制品等 773 种
第四版	1985 年	该版《中国药典》共收载品种 1489 种。一部收载中药材、植物油脂及单味制剂 506 种，成方制剂 207 种；二部收载化学药品、生物制品等 776 种。1987 年 11 月出版了《中国药典》1985 年版增补本，新增品种 23 种，修定品种 172 种、附录 21 项。1988 年 10 月，第一部英文版《中国药典》1985 年版正式出版，同年还出版了《中国药典》第二部并注释选编
第五版	1990 年	该版《中国药典》收载品种共计 1751 种。一部收载 784 种，其中，中药材、植物油脂等 509 种，中药成方及单味制剂 275 种；二部收载化学药品、生物制品等 967 种。与 1985 年版《中国药典》收载品种相比，一部新增 80 种，二部新增 213 种（含 1985 年版一部移入 5 种）；删去 25 种（一部 3 种，二部 22 种）；根据实际情况对药品名称做了适当修定。二部品种项下规定的"作用与用途"和"用法与用量"，分别改为"类别"和"剂量"，另组织编著《临床用药须知》一书，以指导临床用药。有关品种的红外光吸收图谱，收入《药品红外光谱集》另行出版，该版《中国药典》附录内不再刊印
第六版	1995 年	该版《中国药典》收载品种共计 2375 种。一部收载 920 种，其中，中药材、植物油脂等 522 种，中药成方及单味制剂 398 种；二部收载 1455 种，包括化学药、抗生素、生化药、放射性药品、生物制品及辅料等。一部新增品种 142 种，二部新增品种 499 种。二部药品外文名称改用英文名，取消拉丁名；中文名称只收载药品法定通用名称，不再列副名
第七版	2000 年	该版《中国药典》共收载品种 2691 种，其中新增品种 399 种，修定品种 562 种。一部收载 992 种，二部收载 1699 种。附录做了较大幅度的改进和提高，一部新增 10 个，修定 31 个；二部新增 27 个，修定 32 个。二部附录中首次收载了药品标准、分析方法、验证要求等六项指导原则，现代分析技术在该版《中国药典》中得到进一步扩大应用。为了严谨起见，将"剂量""注意"项内容移至《临床用药须知》
第八版	2005 年	该版《中国药典》附录亦有较大幅度调整。一部收载附录 98 个，其中新增 12 个、修定 48 个、删除 1 个；二部收载附录 137 个，其中新增 13 个、修定 65 个、删除 1 个；三部收载附录 134 个。一部、二部、三部共同采用的附录分别在各部予以收载，并进行了协调统一
第九版	2010 年	该版《中国药典》在编制工作的组织保障和科学管理方面进行了大胆探索和管理上的创新。《中国药典》部分科研任务首次以《标准研究课题任务书》的形式，明确承担单位的职责和义务，明确项目的工作任务、研究目标、考核指标及进度要求。2008 年 12 月首次在编制工作进行的过程中召开全体委员参加药典工作会议，研究解决《中国药典》编制工作中存在的问题。2009 年 3 月至 8 月各专业委员会相继集中召开审定稿会议。2009 年 8 月 27 日提交第九届药典委员会执行委员会扩大会议讨论审议，获得原则通过。该版《中国药典》于 2010 年 1 月出版发行，自 2010 年 7 月 1 日起正式执行
第十版	2015 年	该版《中国药典》进一步扩大药品品种的收载和修定，共收载品种 5608 种。一部收载品种 2598 种，其中新增品种 440 种、修定品种 517 种、不收载品种 7 种。二部收载品种 2603 种，其中新增品种 492 种、修定品种 415 种、不收载品种 28 种。三部收载品种 137 种，其中新增品种 13 种、修定品种 105 种、新增生物制品通则 1 个、新增生物制品总论 3 个、不收载品种 6 种。该版《中国药典》首次将上版附录整合为通则，并与药用辅料单独成卷作为《中国药典》四部。四部收载通则总数 317 个，其中制剂通则 38 个，检测方法 240 个（新增 27 个），指导原则 30 个（新增 15 个）、标准品、标准物质及试液试药相关通则 9 个。药用辅料收载 270 种，其中新增 137 种、修定 97 种、不收载 2 种

续表

版次	出版年份	重要变化
第十一版	2020 年	本版《中国药典》进一步扩大药品品种和药用辅料标准的收载。本版《中国药典》收载品种 5911 种，新增 319 种、修定 3177 种、不再收载 10 种、因品种合并减少 6 种。一部中药收载 2711 种，其中新增 117 种、修定 452 种。二部化学药收载 2712 种，其中新增 117 种、修定 2387 种。三部生物制品收载 153 种，其中新增 20 种、修定 126 种；新增生物制品通则 2 个、总论 4 个。四部收载通用技术要求 361 个，其中制剂通则 38 个（修定 35 个）、检测方法及其他通则 281 个（新增 35 个、修定 51 个）、指导原则 42 个（新增 12 个、修定 12 个）；药用辅料收载 335 种，其中新增 65 种、修定 212 种

2. 药品注册标准 药品应当符合国家药品标准和经国家药品监督管理局核准的药品质量标准。经国家药品监督管理局核准的药品质量标准，为药品注册标准。药品注册标准应当符合《中国药典》通用技术要求，不得低于《中国药典》的规定。申报注册品种的检测项目或者指标不适用《中国药典》的，申请人应当提供充分的支持性数据。

3. 其他药品标准 一种是原卫生部颁发药品标准（简称部颁标准）和地方标准即各省、自治区、直辖市卫生厅（局）批准的药品标准，一些未列入《中国药典》的品种，将根据其质量情况、使用情况、地区性生产情况的不同，分别收入部颁标准与地方标准，作为各有关部门对这些药物的生产与质量管理的依据。

（三）《中国药典》的构成

《中国药典》主要由凡例、通用技术要求和品种正文构成。

凡例是为正确使用《中国药典》，对品种正文、通用技术要求，以及药品质量检验和检定中有关共性问题做统一规定和基本要求。

通用技术要求包括《中国药典》收载的通则、指导原则、生物制品通则和相关总论等。

《中国药典》各品种项下收载的内容为品种正文。

（四）《中国药典》的药品标准格式

《中国药典》正文内容根据品种和剂型不同，按照顺序可分别列有品名、有机药物的结构式、分子式与分子量、来源或有机药物的化学名称、含量或效价规定、处方、制法、性状、鉴别、检查、含量或效价测定、类别、规格、贮藏及制剂等。

第二节 药事管理概述

药品与人们健康密切相关，药品的研发、生产、经营、使用、信息、药学服务等构成的全过程中的活动都属于药事。

一、药事的概念

（一）中国古代药事的管理

1. 古代酿酒技术与医药管理 我国古代对药物的管理伴于中医药的发展，从神农尝百草的药学实践过程起，就有意识地选择、辨别将动物、植物及矿物用于治疗疾病。特别是夏商时代酿酒与汤液的发明，奠定了药物管理的历史地位。"酒为百药之长"，医的繁体字"醫"从"酉"，体现了酒与医药的密切关系。商周时期，酒的一些特殊作用被认识，酒可能是人类最早认识的兴奋剂（小剂量时）和麻醉剂（大剂量时），因此，在周朝出现了专管酒的官吏"酒正""掌酒之政令"，其制定了具体的管理与责任制度。

2. 中国古代医药管理发展 中国古代医药管理不断发展，从商代开始出现了管理疾病的官员"小疾臣"。周代已经形成较为完备系统的医政组织及相当严格的医生考核制度。秦代医事制度进一步发展，设立专门的医官职位。隋代医药机构分为尚食局、尚药局、药藏局、太医署四部分，太医署掌管诸医疗之法，并掌管该署之政令，丞则为其助理。唐代太医署沿袭隋制，但在人员配备上，更加突出了对医政的管理及医学教育的职责。地方医事制度也有所建树，建立了一套完整的机构。宋代设立翰林区医官院及其他保健或慈善机构，将医药行政与医学教育分开，并制定一系列培养和考核医生技能的制度。元代医政包括太医院和非太医院两大管理系统。统治者重视食疗，设立尚食、尚药局；开始对各类医药事务实行分类管理。明代有中央医药卫生机构的太医院，宗室医疗机构的御药局、御药房，地方医药卫生机构，构成了完备的医疗服务体系，"凡太医院官，不由常选。院使、院判、御医，多奉旨升用"。太医院分为十三科，太医院各级人员必须各司其职，医生各专其科。清代太医院不仅是中央卫生行政管理机关，也是中央医学教育机构，在州县设立医局、官医局、监药局，设置正科1人（从九品），州设典科，县为训科，三者都由医士担任，共同负责地方的医疗事务。

（二）药事内涵

药事（pharmaceutical matter）指自然界和社会中一切与药有关的现象和活动。由于各国"药事"内容范围的不同，与药有关的事项也不尽相同，故"药事"的含义也不尽相同。

二、药事的范畴

（一）国家层面的药事范畴

从国家层面看，药事范畴广泛，站在促进行业发展、保障人民大众健康角度，维护所需用药的所有与药有关的事宜都属于药事范畴，既包括监督管理的法律、制度，也包括促进行业创新发展的支持、投入等。

在 2009 年 3 月 17 日《中共中央 国务院关于深化医药卫生体制改革的意见》（中发〔2009〕6 号）中，将我国这一时期的"药事"范畴和主要内容概括为建立国家基本药物制度，规范药品生产流通。

2020 年 7 月 16 日《国务院办公厅关于印发深化医药卫生体制改革 2020 年下半年重点工作任务的通知》（国办发〔2020〕25 号）强调，健全药品供应保障体系，从完善药品耗材采购政策、促进科学合理用药、加强药品耗材使用监管、做好短缺药品保供稳价工作等方面阐述了我国目前药事的重要内容。

（二）行业层面的药事范畴

从药品研发、生产、流通、使用等行业角度看药事内涵，可以概括为行业的规范、行业促进活动等，如《药品生产质量管理规范》《药品经营质量管理规范》《医疗机构药品监督管理办法》《执业药师业务规范》等。

（三）单个组织层面的药事范畴

根据组织从事药品相关领域工作的不同，有不同的药事内涵，单从普遍性的角度出发可以将药事内涵概括为资金投入，科研创新，生产工艺流程设计，原材料采购、运输、储存、使用，跟踪反馈，不良反应监测，人力资源，计算机系统，社会关系维持等。

三、药事管理

不同国家的药事内涵不同，其药事管理内容就不同。我国药事管理的内容主要包括药事管理体制、药品管理法规、药品质量管理、药品注册管理、药品生产管理、药品经营管理、药品使用管理、药品包装管理、药品广告管理、药品说明书管理、药品价格管理、特殊管理药品的管理、中药管理、药品知识产权管理、药学技术人员管理等。

（一）药事管理定义

药事管理（pharmacy management）是以药品为管理对象，以药品的安全为管理核心，围绕与药品有关的所有事项开展的各种管理活动。宏观上国家依照《中华人民共和国宪法》（以下简称《宪法》）通过立法，政府依法通过施行相关法律，制定并施行相关法规、规章，以保证人群用药安全、有效、经济、合理、方便、及时；微观上药事组织依法通过施行相关的管理措施，对药事活动进行必要的管理，包括职业道德范畴的自律性管理。

（二）药事管理的内涵

根据药事管理定义，我们深刻感觉药事管理的内涵丰富，为了便于我们把握相关知识点，将药事管理内涵从以下几方面进行概括，从而掌握药事管理的普遍性。

1. 药事管理主体 药事管理主体包含两个方面：一是药品监管组织对药事的监督管

理，如国家药品监督管理局、国家医疗保障局、国家卫生健康委员会等；二是药品研发、生产、经营、使用组织和个人对涉及自身药事范围内的药事的管理。

2. 药事管理对象 药事管理的对象也可从监管对象和企事业单位药事管理具体内容理解。监管对象是与药事有关的研发、生产、经营、使用的组织和个人；管理对象是指具体的药品研发、生产、经营、使用等事务性的工作和内容。

3. 药事管理手段 国家层面的药事管理手段主要有法律手段、政策手段、金融手段。企事业单位自身药事管理的手段主要有自身组织的制度手段、经济手段等。

4. 药事管理方法 从监管组织角度进行的药事管理方法主要有法律规章、规范性文件等发布和实施，定期或不定期实地检查、评估，对监管的对象进行奖励、惩处。

四、药事管理学

（一）药事管理学的定义

药事管理学（the discipline of pharmacy administration）是一门新兴的多学科知识的交叉学科。"药事管理学是药学科学的一个分支学科，它的研究和教育集中应用于社会、行为、管理和法律科学，研究药学实践中完成专业服务的环境性质与影响"，这是美国学者的观点。明尼苏达大学药学院学者认为，与现在的药学学科相比，社会与管理药学研究的是药学的另一个系统，研究药师、患者、其他医药卫生人员的相互关系、表现、行为、报酬、服务、教育，并研究这一系统与环境的关系。

药事管理学是药学与社会科学相互交叉、渗透而形成的以药学、管理学、法学、社会学、经济学、心理学为主要基础的交叉学科，是应用管理学、社会科学的原理和方法研究药事管理活动的规律和方法的学科。

（二）药事管理学的特性

1. 药事管理学是一门交叉学科 药事管理学是药学与管理学、社会科学、法学、经济学、心理学等众多学科交叉渗透而形成的一门学科，涵盖了药学、管理学、社会学、法学、经济学、心理学等学科的理论和知识，是多学科交叉形成的药事管理学学科。

2. 药事管理学的基础是药学知识 药事管理学的内容是基于药学科学的专业知识，运用管理学、社会科学的原理和方法研究现代药学事业各部门活动及其管理，探讨药学事业科学管理的规律，促进药学事业的发展。

3. 药事管理学的核心是管理 药事管理学主要是探讨与药事有关的人群行为及其相互间关系的普遍性，研究对象是药事活动中管理组织和管理对象的活动、行为规范及他们之间的相互关系。因此，药事管理学具有管理学科的特性。

4. 药事管理学的依据是法律规章 以人民健康为中心，坚持风险管理、全程管控、社会共治的原则，建立科学、严格的监督管理制度，全面提升药品质量，保障药品的安全、有效、可及。为加强药品管理，保证药品质量，保障公众用药安全和合法权益，保护和促进公众健康，国家出台了系列法律规章，这些规章是药事管理学研究和实施的依据和准则。

（三）药事管理学科的任务

药事管理学科的任务是保证人民用药安全、有效、经济、合理，维护人民身心健康的同时，促进药学事业的发展。药事管理学科的研究目的，是通过对医药学领域中与药有关的事项中各种社会、经济现象的探讨，寻找其影响因素，并对影响因素的影响和控制进行深入研究，揭示其内在规律和发展趋势，从而为发展医药学事业提供理论依据、对策建议。

（四）药事管理学科的研究内容

药事管理学是研究药学事业产业的活动和管理问题，提供药物的信息和药学服务，从而保障人体用药安全、维护人民身心健康和用药的合法权益。随着药学科学和药学实践的发展，药事管理学研究内容也在不断拓展。根据教学、科研和实践情况，药事管理学科的研究内容主要有管理体制机制、法律规制、活动过程、信息传递、人员行为、知识产权等方面。

1. 药事管理体制机制　研究药事工作的组织方式、管理制度和管理方法，研究关于药事组织机构设置、职能配置及运行机制等方面的制度。运用社会科学的理论，进行分析、比较、设计和建立完善的药事组织机构及制度，优化职能配备，减少行业、部门之间重叠的职责设置，提高管理水平。

2. 药事管理法律规制　用法律的方法管理药事活动，完善药事管理法规体系，适时修定有关法律、法规、规章以满足社会需求。药事法规是从事药学实践工作的依据，药学人员要熟悉和运用，应能在实践工作中辨别合法与不合法，做到依法、依规办事。

3. 药事管理活动过程　药事从过程理论的角度看，涵盖了药品的全生命周期和药品使用后的不良反应反馈等内容，如药品研发管理、注册管理、生产管理、经营管理、使用管理、不良反应等。药事管理人员通过对药事管理活动过程的研究，能分析和找寻过程中的问题所在，具备运用药事管理与法规的基本知识、有关规定来分析和解决药事过程中各环节实际问题的能力。

4. 药品信息管理　药品信息管理包括对药品信息活动的管理和国家对药品信息的监督管理。药品信息管理主要是国家对有关药品信息的监督管理，以保证药品信息的真实、准确、全面、及时，以完成保障人们用药安全有效，维护人们健康的要求。国家对药品信息的监督管理包括药品说明书和标签的管理、药品广告管理、互联网药品信息服务管理、药品管理的计算机信息化。

5. 药品知识产权保护　药品的研发投入巨大，要维护药品研发者的利益，必须做好药品知识产权保护，其包括知识产权的性质和特征、专利制度、药品专利类型、授予专利权的条件，运用专利法律对药品知识产权进行保护，涉及药品的注册商标保护、专利保护、中药品种保护等内容。

6. 药学技术人员管理　药学技术人员的管理在药事管理中尤为重要。要保证药品的质量，首先要有一支依法经过资格认定的药学技术人员队伍，他们要有良好的职业道德、精湛的业务技术水平、优良的药学服务能力。有针对性和有效性的药学技术人员管理，是药事管理中的重要内容。

（五）药事管理学的研究方式

药事管理学的研究方式属于社会学研究方法的范畴，依据研究手段的不同，分为定量研究方式和定性研究方式。

1. 定量研究方式　定量研究方式有实验研究、调查研究和利用文献的定量研究。

（1）实验研究　为探讨两个变量间是否有因果关系，经过精心设计，并在高度控制的条件下，通过操纵某些因素，来研究变量之间因果关系的方法。

实验研究包括自变量与因变量、前测与后测、实验组与控制组三组基本要素。

（2）调查研究　简称社会调查或调查，是社会研究中一种最常见的研究方式。调查研究是一种采用自填式问卷或结构式访问的方法。直接从一个取自总体的样本中收集资料，并通过对资料的统计分析来了解和认识社会现象和规律。

调查研究包括问卷设计、调查的组织与实施、调查资料的收集（自填问卷法、结构访问法）、调查资料的分析等。

（3）利用文献的定量研究　文献包括原始文献和二次文献，通过定量地收集和分析现存的文献资料，探讨和分析各种社会行为、社会关系及其他社会现象的研究方法。

利用文献的定量研究包括内容分析、二次分析、现存统计资料分析三种类型。

在用以上方式收集资料后，需要对其定量资料进行分析，包括资料的审核、转换、数据录入、数据清理、单变量统计分析、双变量统计分析、多变量统计分析，最后是定量研究结果的表达。

2. 定性研究方式　定性研究包括实地研究、个案研究、扎根理论研究、文本研究、行动研究等。

（1）实地研究　是除实验研究以外的其他所有在真实环境中进行研究的方法总称，主要包括以收集和分析观察资料、访谈资料为主的研究方法。

（2）个案研究　是从研究对象数量出发，对个案进行的分析。个案研究就是对单一的研究对象进行深入而具体研究的方法。个案研究的对象可以是个人，也可以是个别团体或机构。

（3）扎根理论研究　从研究目标的角度出发，运用系统化的程序，针对某一现象来发展并归纳式地引导出扎根的理论的一种定性研究方法。研究者在研究开始之前一般没有理论假设，直接从实际观察入手，从原始资料中归纳经验概括，然后上升到系统的理论。这是一种从下往上建立实质理论的方法，即在系统性收集资料的基础上寻找反映事物现象本质的核心概念，然后通过这些概念之间的联系构建相关的社会理论。扎根理论一定要有经验证据的支持，但是它的主要特点不在其经验性，而在于它从经验事实中抽象出了新的概念和思想。在哲学思想上，扎根理论方法基于的是后实证主义的范式，强调对已经建构的理论进行证伪。

（4）文本研究　对各种形式的文本进行的研究，如话语分析、叙事分析、谈话分析、历史比较分析等。

（5）行动研究　从影响和干预现实的角度出发，以某些行动对组织系统的影响为主要对象的研究活动。实验社会心理学于 1946 年由勒温正式定名，包括诊断性研究、参与性研究与实验性研究三种方式。前者侧重于对行动本身的研究，以探索某项行动在实践中运用和可能收到的效果；后两者主要是解决问题式的研究工作。

（六）药事管理调查研究的一般程序

调查研究的一般程序是指对实际问题进行调查、研究和解答的全过程，分为准备阶段、实施阶段和总结阶段三个步骤。

1. 准备阶段　准备阶段包括确定研究课题、研究设计及组织安排。

（1）确定研究课题　进行一项调查研究首先必须确定研究课题，必须说明研究的对象是什么，为什么进行这样的研究，应根据社会的需要来选题。药事管理学研究选题要通过到药厂、医药公司、医院药剂科、药品检验所、药品监督管理部门及广大人群中去调查、了解药学各个领域工作的现状，发现问题，针对工作中存在的尚未解决的实际问题确定课题。

研究课题提出来后，必须对它加以评价。评价主要是说明课题研究的意义、价值、可行性及研究条件等问题。

（2）研究设计　为实现研究的目的而进行的途径选择和工具准备，包括三个方面：研究课题的具体化，确定研究的对象即分析单位和研究内容，为方案设计奠定基础；选择研究方式，如调查研究、实验研究、实地研究、文献研究，根据研究条件、内容、目的及课题需要加以取舍；制定收集资料的具体形式，如调查问卷、访谈提纲、抽样方案的设计等。

（3）组织安排　即对一项研究的具体实施做出安排。首先需要选取或勘探好调查实施的地点，并就相关方面的联系、调查员的挑选和培训、实施过程的人员配备、物资供应、日程等做出具体安排。

2. 实施阶段　根据研究方案抽样、收集资料、整理资料。

（1）抽样　是从总体中按一定方式选择或抽取样本的过程，它是人们从部分认识整体的关键环节，其基本作用是提供一种实现由部分认识总体的途径和手段。在药品质量检验或监督检查时，常常用到抽样的方法。抽样方法分为概率抽样和非概率抽样两大类，前者是依据概率论的基本原理，按照随机原则进行的抽样，可以避免抽样过程中的人为影响，保证样本的代表性；后者主要是依据研究者的主观意愿判断或是否方便等因素来抽取对象，因而往往有较大的误差，难以保证样本的代表性。

（2）收集资料　选定具体方法收集有关资料，如采用问卷法收集资料。

（3）整理资料　资料的整理是统计分析的前提，其任务是对收集来的资料进行系统的科学加工，包括校对和简录。校对是对调查来的原始资料进行审查，看有无错误或遗漏，以便及时修正或补充；简录是对原始资料进行编码、登录和汇总，加以科学的分组，使材料系统化，为统计分析奠定基础。

3. 总结阶段　总结阶段是在全面占有调查资料的基础上，对资料进行系统分析和理论分析，进而撰写研究报告。

（1）统计分析　统计分析包括叙述统计（描述统计）和推论统计（统计推断）。统计分析主要依据样本资料计算样本的统计值，找出这些数据的分布特征，计算出一些有代表性的统计数字，包括频数、累积频数、集中趋势、离散程度、相关分析、回归分析等。推论统计是在统计分析的基础上，利用数据所传递的信息，通过局部对全体的情形加以推断，包括区间估计、假设检验等内容。

（2）理论分析　理论分析是在对资料整理、汇总、统计分析的基础上进行思维加工，从感性认识上升到理性认识的过程。此过程是各种科学认识方法的综合。

（3）撰写研究报告　研究报告是反映社会研究成果的一种书面报告，它以文字、图表等形式将研究的过程、方法和结果表现出来。其作用与目的是告诉有关读者，作者是如何研究此问题的，取得了哪些结果，这些结果对于认识和解决此问题有哪些理论意义和实际意义等，以便与他人进行交流。

五、药事管理学科的发展历程

（一）国外药事管理学科的发展历程

19世纪的美国贸易发展迅速，开设了很多药房、药店。药师既要配方发药，又要经营生意。学习如何开展药房的经营业务以维持药房的生存，被列入当时的学徒式药学教育活动中，这是药事管理学科的萌芽。1821年费城药学院成立，开始了药学教育，并将"药房业务管理"列为药学教育基本课程；1910年，美国药学教师联合会首次在药学教育中提出了"商业药学"课程，1916年，美国高校开设了"商业与法律药学"课程，1928年，又将其更名为"药学经济"，1950年再次更名为"药事管理"，最终将其名定为"药事管理学科"，对应的英文为 the discipline of pharmacy administration。随后几十年，美国药事管理学科有了较大的发展，各药学院校相继成立了药事管理教研室，开设了多门课程。据1993年美国药学院协会统计，在美国药学院校中，35%开设了经济学、管理学、行为药学、药物流行病学、药学经济与政策、药品市场、药学实践伦理学、药学法律和规范等课程。20世纪50年代以后，药事管理学科在美国高等药学教育中更受重视，药事管理学科这门专业不仅招收学士，而且还招收硕士、博士。目前攻读药事管理的硕士、博士研究生占全美药学研究生的8%左右。在高校，该学科的教师人数与药剂学、药物化学、药理学等学科基本相同。

1924年，苏联全国药学教育大会上明确提出"药事组织学"是高等药学教育的必修专业课，各药学院校均须设置药事组织学教研室。20世纪50年代后，苏联药师进修学校设有药事组织专业，开设多门专业课程，其课程侧重于药事行政组织机构、规章制度及行政管理等方面的内容。

欧洲一些国家及日本称药事管理学为社会药学（social pharmacy）。在药学教育中也开设多门课程，如日本设有医院药局学、药事关系法规、药业经济、品质管理等课程。

（二）中国药事管理学科的发展历程

中国药事管理学科创建于 20 世纪 30 年代，当时只有部分学校开设了"药物管理学""药学伦理""药房管理"等课程。中华人民共和国成立后，1954 年，在颁布的药学专业教学计划中将"药学组织"列为高等药学院（系）药学专业的必修课程和生产实习内容。1956 年后，各高等药学院校普遍开设药事组织课程。

1. 药事管理学科建设受到重视 1984 年《药品管理法》颁布，我国药事管理学科建设得到医药卫生、教育行政主管部门重视。原卫生部先后建立了 3 个国家级药事管理干部培训中心，在全国建立了 7 个卫生干部培训中心，对在职医药卫生干部进行现代管理知识和药事管理专业技术培训。

2. 药事管理学课程体系不断完善 1985 年，华西医科大学药学院、北京医科大学药学院、中国药科大学等先后开设"药事管理学"课程。1987 年，国家教育委员会高等教育专业目录中将"药事管理学"列为药学、中药学、医药企业管理等专业必修课程，"药事管理学"课程正式列入我国高等药学教育课程体系。

1988 年，李超进主编的《药事管理学》出版发行。1993 年，吴蓬主编的《药事管理学》出版发行，之后他对该教材进行了 5 次修定。1995 年，山东中医学院等多所高校合作编写出版了我国第一本供高等中药学类专业使用的《药事管理学》教材。之后，各种《药事管理学》教材陆续出版发行。除此之外，有些院校还自编特色讲义和教材。这些教材建设，推动了我国药事管理学科的发展。1995 年，国家执业药师、执业中药师资格考试将"药事管理与法规"列为考试科目之一，并组织专家编写了《药事管理》《中药药事管理》《药事法规汇编》等应试指导性教材。

1996 年，中国药科大学首次开设药事管理学专业。2002 年，北京中医药大学开设工商管理专业药事管理专业。1994 年，我国高等医学院校招收药事管理（方向）硕士研究生。2000 年，沈阳药科大学按照药学一级学科招收药事管理（方向）博士研究生。随后，其他大学也陆续招收了药事管理学博士研究生。人才培养促进了我国药事管理学科的发展。

3. 药事管理学科研学术得到发展 1987 年，我国创办《中国药事》杂志，至今已有 20 多年的历史，在药学领域具有广泛而深远的影响。特别是在药监药检系统更是具有其他期刊不可比拟的作用。1996 年，中国药学会组建成立药事管理专业委员会（全国二级）学术机构，每年举办全国性药事学术交流。各单位和个人申报、主持了多项国家级、省级药事管理学科的科研课题，发表论文千余篇。这一系列教学、科研学术活动的开展，促使我国药事管理学科进入健康、快速发展的时期。

（三）药事管理学科的发展趋势

20 世纪药事管理学科的发展，对药学学科和药学实践作出了重大贡献，并开辟了药学新领域。特别是一个国家、一个地区药品管理的有效经验，通过药事管理学科的传播，能迅速地推广到其他国家。药事管理学科理论与药学实践相结合，提高了药学领域各分支系统自身的水平，活跃了学术气氛，促进了整个药学事业的发展进步。

药事管理学科在发展过程中，同时受到各国政治、经济等多种因素的影响，这种影响也使药事管理学科不断发展变化。总的发展趋势是从早期的商业药学（药品经营管理）向药品生产、经营企业的管理发展，继而发展到运用法律、行政手段进行药品质量的监督管理，由此向以保证药品安全有效、合理用药为目的的全面质量管理发展。当前，药事管理学科向以人为核心，运用社会学、心理学知识，面向患者和用药者的社会与技术服务发展。

随着科学技术的发展，药事管理学的发展必将与信息技术、互联网、精准医学、社会医学、整合医学、流行病学等密不可分，在研究方法、学科内容、目标对象、手段、服务方式等方面都将有变革式的发展。

📖 课后案例

药品辨识

以"消"字号、"食"字号、"妆"字号、"械"字号产品冒充药品的现象在市场上较为多见，不在产品上标识"功能主治""适应证"，而是更换成其他模糊词语。如一美容院在给顾客提供美白产品服务的同时，声称该美白产品是某家大型药企刚研发出来的新药，以高价销售给群众。如何辨识药品是很重要的事情，日常生活中接触的化妆品、消毒产品、医疗器械等都不属于药品。

思考：

1. 如何识别药品、化妆品、消毒产品、医疗器械？
2. 药品、化妆品、消毒产品、医疗器械的主要区别是什么？

本章小结

人类在繁衍和发展过程中需不断对抗疾病，从而发现、发明了相应的物质，称为药物。世界各国各地区因文化习俗、药的使用和发展历史不同，对药品的定义也存在差异。我国《药品管理法》对药品的定义：药品，是指用于预防、治疗、诊断人的疾病，有目的地调节人的生理功能并规定有适应证或者功能主治、用法和用量的物质，包括中药材、中药饮片、中成药、化学原料药及其制剂、抗生素、生化药品、放射性药品、血清、疫苗、血液制品和诊断药品等。按不同的要求、不同的给药途径、不同的性质等可以将药品进行不同的分类，不同的学科采用不同的分类方法。药品质量具有其特殊性，主要体现在安全性、有效性、稳定性、均一性。为保障大众用药安全，国家对药品的质量规范和检验方法的技术规定，药品生产、销售、使用和检验单位必须共同遵守的法定依据，称为药品标准。《中国药典》是最基本的药品标准，也是最低的要求。药事管理是为保障药品质量和用药安全，药事管理的内容包括从研发到使用、从原材料到成品、从使用到检测反馈的全过程和全领域。为便于厘清药事管理的内涵，可从政府监管和企事业单位自身管理的角度出发，辨识药事管理的内容、方法和手段。

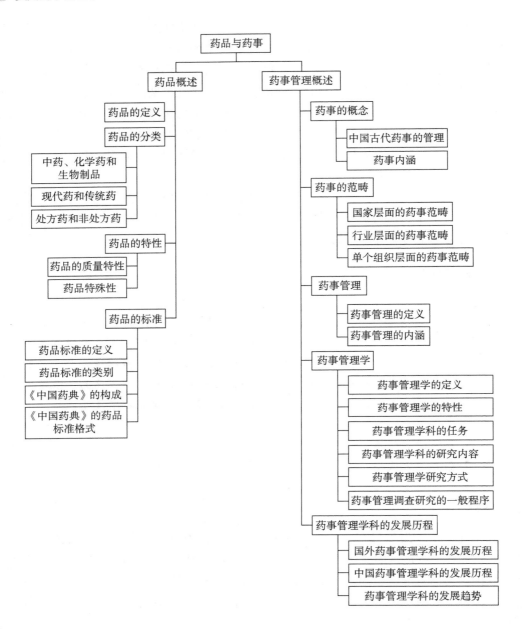

第二章 药事管理依据 ▷▷▷▷

学习目的

学习了解有关药事管理的法律法规依据、管理学依据、经济学依据；培养依法依规开展药事管理活动的能力；提升药事管理的理论素养。

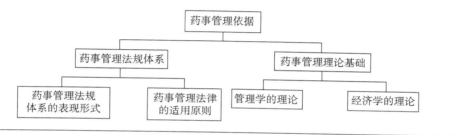

第一节 药事管理法规体系

药事管理法规体系是指以《中华人民共和国宪法》(简称《宪法》)为依据，以《药品管理法》为基本法，由一系列的药事管理法律、法规、规章及其他规范性文件，依据一定的标准、原则、功能和层次组成的一个相互配合、相互补充、相互协调和相互制约的法律规范体系。整个规范体系组成严密，对药品的研制、注册、生产、流通、使用等药学实践过程进行严格有效的法律调整，以保障药品质量的形成、保持和实现，最大限度地实现药品的安全性、有效性、经济性、合理性，维护公众身体健康和用药的合法权益。

一、药事管理法规体系的表现形式

药事管理法规体系的表现形式，是指药事管理法律规范的渊源，即某种药事法律规范是由何种国家机关制定或认可，具有何种表现形式或效力等级。我国药事管理法律的具体表现形式主要有几种，包括《宪法》、法律、行政法规、部门规章、地方性法规、地方政府规章、民族自治条例和单行条例、我国政府承认或加入的国际条约、法律解释。

（一）法律

法律是由全国人大及其常委会制定的，规定某一方面基本问题的规范性文件，其地位和效力仅次于《宪法》。药事领域的法律主要包括药事基本法《药品管理法》《中华人民共和国疫苗管理法》（简称《疫苗管理法》）等，以及其他与药事相关的法律，如《中华人民共和国中医药法》（简称《中医药法》）、《中华人民共和国广告法》（简称《广告法》）、《中华人民共和国专利法》（简称《专利法》）等。与药事有关的法律见表 2-1。

表 2-1 与药事有关的法律

法律规范	颁布机关	主要内容	施行日期
《中华人民共和国基本医疗卫生与健康促进法》	全国人民代表大会常务委员会	基本医疗卫生服务、医疗卫生机构、医疗卫生人员、药品供应保障、健康促进、资金保障、监督管理、法律责任等	2020 年 6 月 1 日
《中华人民共和国药品管理法》	全国人民代表大会常务委员会	药品研制和注册、药品上市许可持有人、药品生产、药品经营、医疗机构药事管理、药品上市后管理、药品价格和广告、药品储备和供应、监督管理、法律责任等	2019 年 12 月 1 日
《中华人民共和国疫苗管理法》	全国人民代表大会常务委员会	疫苗研制和注册、疫苗生产和批签发、疫苗流通、预防接种、异常反应监测和处理、疫苗上市后管理、保障措施、监督管理、法律责任等	2019 年 12 月 1 日
《中华人民共和国中医药法》	全国人民代表大会常务委员会	中医药服务、中药保护与发展、中医药人才培养、中医药科学研究、中医药传承与文化传播、保障措施、法律责任等	2017 年 7 月 1 日
《中华人民共和国广告法》	全国人民代表大会常务委员会	广告内容准则、广告行为规范、监督管理、法律责任等	2015 年 9 月 1 日
《中华人民共和国消费者权益保护法》	全国人民代表大会常务委员会	总则、消费者的权利、经营者的义务、国家对消费者合法权益的保护、消费者组织、争议的解决、法律责任等	2014 年 3 月 15 日
《中华人民共和国禁毒法》	全国人民代表大会常务委员会	禁毒宣传教育、毒品管制、戒毒措施、禁毒国际合作、法律责任等	2008 年 6 月 1 日
《中华人民共和国产品质量法》	全国人民代表大会常务委员会	产品质量的监督、生产者和销售者的产品质量责任和义务、损害赔偿、罚则等	2018 年 12 月 29 日
《中华人民共和国价格法》	全国人民代表大会常务委员会	经营者的价格行为、政府的定价行为、价格总水平调控、价格监督检查、法律责任等	1998 年 5 月 1 日
《中华人民共和国专利法》	全国人民代表大会常务委员会	授予专利权的条件、专利的申请、专利申请的审查和批准、专利权的期限、终止和无效、专利实施的强制许可、专利权的保护等	2021 年 6 月 1 日

（二）行政法规

国务院根据《宪法》和相关法律，制定行政法规。行政法规的效力仅次于《宪法》和相关法律，高于部门规章和地方性法规。药事领域的行政法规主要包括《中药品种保护条例》《野生药材资源保护管理条例》《麻醉药品和精神药品管理条例》《放射性药品管理办法》《医疗用毒性药品管理办法》《中华人民共和国药品管理法实施条例》（以下简称《药品管理法实施条例》）等。与药事有关的行政法规见表 2-2。

表 2-2　与药事有关的行政法规

法律规范	颁布机关	主要内容	施行日期
《药品管理法实施条例》	国务院	总则、药品生产企业管理、药品经营企业管理、医疗机构的药剂管理、药品管理、药品包装的管理、药品价格和广告的管理、药品监督、法律责任等	2019 年 3 月 1 日
《医疗器械监督管理条例》	国务院	医疗器械产品注册与备案，医疗器械生产，医疗器械经营与使用，不良事件的处理与医疗器械的召回、监督检查及法律责任等	2021 年 6 月 1 日
《麻醉药品和精神药品管理条例》	国务院	麻醉药品和精神药品的种植、实验研究和生产、经营、使用、储存、运输、审批程序、监督管理和法律责任等	2016 年 2 月 6 日
《疫苗流通和预防接种管理条例》	国务院	疫苗流通、疫苗接种、保障措施、预防接种异常反应的处理、监督管理等	2016 年 4 月 23 日
《反兴奋剂条例》	国务院	兴奋剂的生产、销售、进出口等	2018 年 9 月 18 日
《中药品种保护条例》	国务院	中药保护品种等级的划分和审批、中药保护品种的保护和罚则等	2018 年 9 月 18 日
《放射性药品管理办法》	国务院	放射性新药的研制、临床研究和审批，生产、经营和进出口，包装、运输和使用，放射性药品的标准和检验等	2022 年 5 月 1 日
《医疗用毒性药品管理办法》	国务院	医疗用毒性药品的概念和品种、生产管理、经营和使用管理、法律责任等	1988 年 12 月 27 日
《野生药材资源保护管理条例》	国务院	国家重点保护的野生药材物种分类、一级、二级、三级保护野生药材物种的采猎、经营管理、法律责任等	1987 年 12 月 1 日

（三）部门规章

国务院所属各部委和具有行政管理职能的直属机构，根据法律和国务院的行政法规、决定、命令，在本部门的权限范围内，制定规章。药事领域的部门规章主要包括《药品注册管理办法》《药物临床试验质量管理规范》《中药材生产质量管理规范》《药品不良反应报告和监测管理办法》《药品召回管理办法》《药品经营和使用质量监督管理办法》等。与药事有关的部门规章见表 2-3。

表 2-3　与药事有关的部门规章

法律规范	颁布机关	主要内容	施行日期
《生物制品批签发管理办法》	国家市场监督管理总局	批签发机构确定，批签发申请，审核、检验、检查与签发，复审，信息公开，法律责任等	2021 年 3 月 1 日
《药品生产监督管理办法》	国家市场监督管理总局	生产许可、生产管理、监督检查、法律责任等	2020 年 7 月 1 日
《药品注册管理办法》	国家市场监督管理总局	基本制度和要求，药品上市注册，药品加快上市注册，药品上市后变更和再注册、受理、撤回申请，审批决定和争议解决，工作时限，监督管理，法律责任等	2020 年 7 月 1 日

续表

法律规范	颁布机关	主要内容	施行日期
《进口药材管理办法》	国家市场监督管理总局	首次进口药材申请与审批、备案、口岸检验、监督管理、法律责任等	2020 年 1 月 1 日
《互联网药品信息服务管理办法》	国家食品药品监督管理总局	互联网药品信息服务的定义与分类、申请条件与审批程序、服务要求、法律责任等	2017 年 11 月 17 日
《药物非临床研究质量管理规范》（GLP）	国家食品药品监督管理总局	术语及其定义、组织机构和人员、设施、仪器设备和实验材料、实验系统、标准操作规程、研究工作的实施、质量保证、资料档案、委托方等	2017 年 9 月 1 日
《药品行政保护条例实施细则》	国家药品监督管理局	行政保护的申请，行政保护的期限、终止、撤销和效力，侵权处理，费用等	2000 年 4 月 14 日

（四）地方性法规

各省、自治区、直辖市及所有设区的人民代表大会及其常务委员会，根据本行政区域的具体情况和实际需要，依法制定的在本行政区域内具有法律效力的规范性文件。药事领域的地方性法规，如《江西省中医药条例》《江苏省药品监督管理条例》等（表2-4）。

表 2-4　地方性法规

法律规范	颁布机关	主要内容	施行日期
《江西省中医药条例》	江西省人民代表大会常务委员会	总则、中医药服务、中医药产业发展、中医药人才培养与科技创新、中医药传承保护与文化传播、保障措施、法律责任等	2020 年 1 月 1 日
《江苏省药品监督管理条例》	江苏省人民代表大会常务委员会	总则、药品研制与生产管理、药品经营管理、医疗机构的药剂管理、药品管理、药品价格与广告的管理、药品监督、法律责任等	2017 年 7 月 1 日

知识链接

中国特色社会主义法律体系

依法治国，建设社会主义法治国家，是中国共产党领导人民治理国家的基本方略。形成中国特色社会主义法律体系，保证国家和社会生活各方面有法可依，是全面落实依法治国基本方略的前提和基础，是中国发展和进步的制度保障。

1949 年，中华人民共和国成立，实现了中国从几千年封建专制制度向人民民主制度的伟大跨越，彻底结束了旧中国半殖民地半封建社会的历史，人民成为国家、社会和自己命运的主人。多年来，中国共产党领导中国人民制定《宪法》和相关法律，经过各方面坚持不懈的共同努力，到 2010 年底，一个立足中国国情和实际、适应改革开放和社会主义现代化建设需要、集中体现中国共产党和中国人民意志，以《宪法》为统帅，以《宪法》相关法、民法商法等多个法律部门的法律为主干，由法律、行政法规、地方性法规等多个层次法律规范构成的中国特色社会主义法律体系已经形成，国家经济建设、政治建设、文化建设、社会建设及生态文明建设的各个方面均实现有法可依。

中国特色社会主义法律体系，是中国特色社会主义永葆本色的法制根基，是中国特色社会主义创新实践的法制体现，是中国特色社会主义兴旺发达的法制保障。它的形成，是中国社会主义民主法制建设的一个重要里程碑，体现了改革开放和社会主义现代化建设的伟大成果，具有重大的现实意义和深远的历史意义。

二、药事管理法律的适用原则

由于以上规范性文件处于不同的法律效力层级，因此，这种结构被称为药事管理法规体系的纵向结构或层级结构。上下层级的规范性文件之间存在的依附与服从关系，使得内容庞杂的药事管理法律体系保持着自身的和谐与统一。

（一）层级冲突适用规则

层级冲突适用规则是指不同效力等级的规范性文件在适用产生冲突的时候，选择何种等级的规范性文件的规则。根据《中华人民共和国立法法》（以下简称《立法法》）的规定，层级冲突适用规则主要体现在以下几个方面：一是《宪法》具有最高的法律效力，一切法律、行政法规、地方性法规都不得同《宪法》相抵触；二是法律的效力高于行政法规、部门规章、地方性法规；三是行政法规的效力高于部门规章、地方性规章。

（二）特别冲突适用规则

特别冲突适用规则是指在对同一事项时，确定是适用普通法还是特别法的规则。普通法是指对某一大的领域内适用的法律规定，特别法是指在对这个领域内某一方面的具体法律规定。一般来说，在遇到普通法和特别法冲突时，坚持特别法优于普通法的规则。

（三）新旧适用规则

新旧适用规则是指对同一事项新法和旧法的规定不同，确定适用新法还是旧法的规则。根据《立法法》的规定，同一机关制定的法律、行政法规、地方性法规，当新的规定和旧的规定不一致时，适用于新的规定。

第二节　药事管理的理论基础

一、管理学的理论

(一) 一般管理理论

法约尔在法国某矿业冶炼大公司长期担任总经理职务，根据自己多年的管理经验，于 1916 年提出了"工业管理和一般管理"的观点，其主要思想包括管理的"五大职能"和"管理的十四条原则"。

1. 五大管理职能　法约尔将管理活动分为计划、组织、指挥、协调和控制五大管理职能，并进行了相应的分析和讨论。

法约尔指出，任何企业都存在着六种基本活动，管理只是其中的一种。这六种基本活动：①技术活动，指生产、制造和加工。②商业活动，指采购、销售和交换。③财务活动，指资金的筹措、运用和控制。④安全活动，指设备的维护和人员的保护。⑤会计活动，指货物盘点、成本统计和核算。⑥管理活动，指计划、组织、指挥、协调和控制。

2. 管理的十四条原则　法约尔提出的一般管理的十四条原则：①分工，在技术工作和管理工作中进行专业化分工可以提高效率。②权力与责任，权力是指"指挥他人的权及促使他人服从的力"。在行使权力的同时，必须承担相应的责任，不能出现有权无责和有责无权的情况。③纪律，是企业领导人同下属之间在服从、勤勉、积极、举止和尊敬等方面所达成的一种协议。组织内所有成员都要根据各方达成的协议对自己在组织内的行为进行控制。④统一指挥，组织内每个人只能服从一个上级并接受他的命令。⑤统一领导，凡目标相同的活动，只能有一个领导、一个计划。⑥个人利益服从集体利益，集体的目标必须包含员工个人的目标，但个人和小集体的利益不能超越组织的利益。当两者矛盾时，领导人要以身作则，使其一致。⑦报酬合理，报酬应当公平，对工作成绩和工作效率优良者给予奖励，但奖励应该有个限度。⑧集权与分权，提高下属重要性的做法是分权，降低这种重要性的做法是集权。要根据企业性质、条件和环境、人员的素质，来恰当地决定集权和分权的程度。⑨等级链与跳板，等级链是指"从最高的权威者到最底层管理人员的等级系列"，为了保证命令统一，不轻易违背等级链，请示逐级进行，指令逐级下达。有时会延误信息，鉴于此，法约尔设计了一种"跳板"，便于同级间的横向沟通。⑩秩序，每个人都应该安排在应安排的职位上。⑪公平，在待人上，管理者必须做到"善意与公道结合"。⑫人员稳定。⑬首创精神。⑭集体精神，在组织内形成团结、和谐和协作的气氛。

法约尔的一般管理理论是古典管理思想的重要代表，后来成为管理过程学派的理论基础，也是以后各种管理理论和管理实践的重要依据，对管理理论的发展和企业管理的历程均有着深刻的影响。其中某些原则甚至以"公理"的形式为人们所接受和使用。

（二）目标管理理论

目标管理理论是由现代管理大师彼得·德鲁克根据目标设置理论，提出的目标激励方案。其基础是目标理论中的目标设置理论。目标管理强调组织群体共同参与和制定具体可行、能够客观衡量的目标。它是在科学管理和行为科学管理理论的基础上，形成的一套管理制度。

1. 主要内容　目标管理把人视为"社会人"，认为影响人生产积极性的因素，除物质条件外，还有社会、心理因素，工作效率主要取决于员工的士气，而士气又取决于家庭和社会生活，以及企业中人与人之间的关系。

从"社会人"的假设出发，目标管理要求管理人员对下级采取信任型的管理措施。

（1）管理人员不应只注意完成生产任务，而应把注意的重点放在关心人、了解人的需要上。

（2）管理人员不能只注意计划、组织、指挥和控制等工作，而更应重视员工之间的关系，培养和形成员工的归属感和整体感。

（3）实行奖励时，提倡集体的奖励制度重于个人奖励制度，并正面引导员工，通过竞赛去达到目标，争取集体荣誉。

（4）管理人员应充分信任下属员工，经常倾听他们的意见，实行"参与管理"，在不同程度上让员工参加工作目标和实现方法的研究、讲座，以提高他们对总目标的知情度，加强责任感，以便实行"自我控制"和"自主管理"。管理人员的任务在于发挥他们的工作潜力，并把存在于他们中的智慧和创造力发掘出来。

2. 基本观点　目标管理是参与管理的一种形式，强调自我控制、经理权力下放、效益优先。

（1）目标管理　是参与管理的一种形式。《管理学》指出管理是一门科学，也是一门艺术，它包括五大功能，而目标管理包含了控制功能。

（2）强调"自我控制"　任何员工都喜欢被看重、被"领导"，而不是一台永不停止的机器。目标管理的主旨在于用"自我控制"的管理代替"压制性管理"。

（3）经理权力下放　有利于为职工创造一个舒适的工作平台，而不是家长式的管理氛围。

（4）效益优先　目标管理的目的就是体现效益。传统的管理方式，往往容易犯主观主义错误。

3. 实施过程　确立组织整体目标，制定企业各部门员工的目标，做好目标实施的准备工作，并制定好衡量目标的标准。

（1）制定组织的整体目标　公司在制定组织战略时，要分为长期发展目标和短期发展计划，这将有利于公司的发展。战略过于远大，可能会使员工失去信心，要根据环境、竞争对手的情况，量力而行。一个好的目标会给公司带来竞争力。公司在制定组织的整体目标时，要有创意、有余地，因为环境是一个不可控制的因素，特别是国家政策的变化、科学技术的日新月异。因此整体目标的制定要有前瞻性。

（2）制定企业各部门员工的目标　责任清楚，分工合理，是制定企业各部门员工目标的前提。在制定目标时，一线员工和领导要畅所欲言、各抒己见，充分体现民主，这样才能使下面的目标与总体目标相协调，促进总体目标的实现。为此，领导在制定目标时，必须遵循下列原则：①目标与组织的整体目标相配合，此目标的实现能促进组织整体目标的实现。②目标与组织内其他部门的目标相互协调。③目标的实现有利于组织长远利益的实现。④目标切实可行，而又体现了努力工作的愿望。通过将组织的整体目标层层展开和具体落实，以及正确制定下属人员的工作目标，就形成了组织目标体系。

（3）目标实施的准备工作　较高层次的管理者通过与其下属共同确定目标，对下属完成目标所需的资源情况，组织内部确定并协调下属对各种资源的需要量，将组织可支配的各种资源与组织目标联系起来。在企业组织中，为实现目标所需做的准备工作包括：经费分配、人员配备、技术资料、工艺装备、原材料、燃料、动力、劳动定额、设备检修、技术组织措施及生产调度等。

（4）制定衡量目标的标准　在目标管理的具体实施过程中，起决定性的工作是制定合适的组织整体目标及下属的工作目标。目标包括：①目标概括了职务的主要特点。②把有些目标合并起来。③目标能考核，即人们能在计划期末知道他们是否实现了目标。④目标明确，包括数量、质量、时间、费用，如果属于定性目标，它们可以被考核。⑤目标能激励人们去争取完成，切实可行。⑥规定了各个目标的主次轻重。⑦目标还包括改进工作的目标、个人发展的目标。⑧目标与上级主管人员、部门、公司的目标相吻合。⑨目标已向需要知道的所有人传达了。⑩短期目标与长期目标相吻合。⑪拟定目标的一些设想都已清晰明确。⑫目标清晰或以文字表明。⑬目标适时地提供反馈信息，从而能够采取一切必要的纠正措施。⑭现有的资源和职权足以去实现这些目标。⑮提供了机会，期望人们去实现这些目标，让他们提出自己的目标来。⑯人们掌握了委派给他们负责的工作。

（三）组织管理理论

组织管理理论是研究管理组织的结构、职能和原则的理论，产生于19世纪末至20世纪初，其代表人物主要是马克斯·韦伯。

韦伯提出了"理想的行政组织体系"理论，他认为等级、权威和行政制是一切社会组织的基础。对于权威，有三种类型：个人崇拜式权威、传统式权威和理性－合法的权威。三种权威中，只有理性、合法的权威才是理性组织形式的基础。

韦伯的"理想的行政组织体系"具有以下特点。

（1）劳动分工　存在明确的分工。

（2）权力体系　按等级原则对各种公职或职位进行法定安排，形成一个自上而下的指挥链或等级体系。

（3）正规选择　根据经过正式考试或教育培训而获得的技术资格来选拔员工，并完全根据职务的要求来任用。除个别需要通过选举产生的公职以外，所有担任公职的人都是任命的。

（4）规章制度　制定明确的规章制度以规范管理者和员工的行为，以确保统一性。

（5）非人格化　组织中成员之间的关系以理性准则为指导，不受个人情感的影响。

（6）职业导向　组织中的管理者是专业的公职人员，不是组织的所有者，他们领取固定的薪金，并在组织中谋求他们的发展。

韦伯认为，这种高度结构化的、正式的、非人格化的理想行政组织体系是强制控制的合理手段，是达到目标、提高效率的最有效形式。这种组织形式在精确性、稳定性、纪律性和可靠性等方面都优于其他形式，适用于当时日益增多的各种大型组织。

二、经济学的理论

（一）产品生命周期理论

产品生命周期理论是美国哈佛大学教授雷蒙德·弗农（Raymond Vernon）在其《产品周期中的国际投资与国际贸易》一文中首次提出的。

产品生命周期是指产品的市场寿命，即一种新产品从开始进入市场到被市场淘汰的整个过程。弗农认为，产品生命是指市场上的营销生命，产品和人的生命一样，要经历形成、成长、成熟、衰退这样的周期。就产品而言，也就是要经历一个开发、引进、成长、成熟、衰退的阶段。而这个周期在不同的技术水平的国家里，发生的时间和过程是不一样的，其间存在一个较大的差距和时差，正是这一时差，表现为不同国家在技术上的差距，它反映了同一产品在不同国家市场上的竞争地位的差异，从而决定了国际贸易和国际投资的变化。该理论侧重从技术创新、技术进步和技术传播的角度来分析国际贸易产生的基础，将国际贸易中的比较利益动态化，使研究产品出口优势在不同国家间传导。

典型的产品生命周期一般可以分成四个阶段，即引入期（或介绍期）、成长期、成熟期和衰退期。

1. 引入期（或介绍期）　指产品从设计投产到投入市场进入测试阶段。新产品投入市场，便进入了引入期。此时产品品种少，顾客对产品还不了解，除少数追求新奇的顾客外，几乎无人实际购买该产品。生产者为了扩大销路，不得不投入大量的促销费用，对产品进行宣传推广。该阶段由于生产技术方面的限制，产品生产批量小，制造成本高，广告费用大，产品销售价格偏高，销售量极为有限，企业通常不能获利，反而可能亏损。

2. 成长期　指产品进入引入期，销售取得成功之后，便进入了成长期。成长期是指产品通过试销效果良好，购买者逐渐接受该产品，产品在市场上站住脚并且打开了销路。这是需求增长阶段，需求量和销售额迅速上升。生产成本大幅度下降，利润迅速增长。与此同时，竞争者看到有利可图，将纷纷进入市场参与竞争，使同类产品供给量增加，价格随之下降，企业利润增长速度逐步减慢。

3. 成熟期　指产品步入大批量生产并稳定地进入市场销售阶段，经过成长期之后，随着购买产品的人数增多，市场需求趋于饱和。此时，产品普及并日趋标准化，成本低而产量大。销售增长速度缓慢直至转而下降，由于竞争的加剧，导致同类产品生产企业之间不得不加大在产品质量、花色、规格、包装服务等方面的投入，在一定程度上增加了成本。

4. 衰退期　是指产品进入了淘汰阶段。随着科技的发展及消费习惯的改变等原因，产品的销售量和利润持续下降，产品在市场上已经老化，不能适应市场需求，市场上已经有其他性能更好、价格更低的新产品，足以满足消费者的需求。此时成本较高的企业就会由于无利可图而陆续停止生产，该类产品的生命周期也就陆续结束，以致最后完全撤出市场。

（二）公共选择理论

公共选择理论是介于经济学和政治学之间的新兴交叉学科的理论，它是运用经济学的分析方法来研究政治决策机制如何运作的理论。公共选择理论产生于 20 世纪 40 年代末，并于 20 世纪 50 年代形成了公共选择理论的基本原理和理论框架，20 世纪 60 年代末以来，其学术影响迅速扩大。

1. 本质　公共选择理论的研究对象是公共选择问题。公共选择就是指人们通过民主决策的政治过程来决定公共物品的需求、供给和产量，是把私人的个人选择转化为集体选择的一种过程（也可以说是一种机制），是利用非市场决策的方式对资源进行配置。所以说，公共选择在本质上，实际上是一种政治过程。

2. 内容　公共选择作为一个政治过程，有着不同的方面，即要经过立宪、立法、行政和司法三个过程。第一阶段即立宪阶段，是制定根本性的法规来约束人们的行为；第二阶段即立法阶段，主要是在现行的规则和法律范围内展开集体活动；第三阶段即行政和司法阶段，是个执行阶段，它将立法机构通过的法案具体付诸实施，并且执行各项决策。在这三个阶段中，问题最多的是行政和司法阶段，这个阶段的操作难度也是最大的，因此，通常认为这个阶段是公共选择理论最为重要的阶段。如果从行政的角度来研究和阐述公共选择理论的相关问题，这无疑是最具有现实意义的。

3. 特征　把经济学的研究对象拓展到以往被经济学家视为外部因素而由政治学研究的传统领域；把人类的经济行为和政治行为作为统一的研究对象，从实证分析的角度出发，以经济人为基本假定和前提，运用微观经济学的成本 – 效益分析方法，解释个人偏好与政府公共选择的关系，研究作为投票者的消费者如何对公共物品或服务供给的决定表达意愿。

4. 方法视角　公共选择理论的方法论包括三大要素，是 1986 年诺贝尔经济学奖获得者布坎南在其获奖演说中提出的。

（1）方法论上的个体主义　个人看作决策的基本单位，集体行动必定是由个体行动组成的，并认为无论是在个人活动还是在集体活动中，个人都是最终的决策者。

（2）经济人假设　经济市场或政治市场中的个体都具有经济人的特征。人是理性的，总是在追求自身利益的最大化。

（3）交易政治　政治活动也是交易活动，只是交易的对象不仅限于市场性的商品，而是包括选票在内的各种利益和好处。市场与政治之间的实质差别，不是个人追求的价值或利益的种类，而是个人追求其不同利益时所处的条件和手段。

5. 主要应用　以民主决策为主要特征的"一事一议"制度，实际上是一种公共选择机制。

（1）俱乐部理论　公共选择理论中的俱乐部是在完全民主制度下形成的一种地方共同体，是对公共产品的种类、质量、数量具有相同偏好，并乐意承担相应成本的人群的集合。俱乐部理论所阐述的原理，是人们在一定的假设条件下会根据福利最大化原则，对加入和退出某一俱乐部，以及加入哪个俱乐部进行选择。这些假设条件：①客观差异性，即不同俱乐部提供的公共产品在数量和品质上是不同的，从而使人们的选择成为可能和必要。②完备信息性，即人们对俱乐部提供的公共产品种类、数量、质量和需要承担的成本等信息能够完全掌握。③完全排他性，即俱乐部提供的公共产品在由俱乐部成员承担相应成本的基础上，能够完全将不承担成本者排除在外，不具有效益的外溢性。④充分流动性，即资源和人员的流动是自由的、无障碍的、无成本的。

俱乐部理论的内涵是对俱乐部的一种选择，实际上是对公共产品种类、数量、品质和成本的一种选择。该理论涉及公私产品消费的选择机制和"用脚投票"机制。公私产品消费的选择机制，是建立在人们一定收入水平下对私人产品消费的边际效用和对公共产品消费的边际效用进行对比的基础上，决定是否消费公共产品，即是否加入俱乐部的一种机制。"用脚投票"机制，是人们对不同俱乐部的选择。该机制是建立在对不同俱乐部提供的公共产品的收益与成本进行对比的基础上，用脚走人或退出某一俱乐部加入另一俱乐部的一种市场选择机制。

（2）利益集团理论　公共选择理论认为，利益集团对公共选择的结果是有一定影响的。所谓利益集团，是指在社会中居于特殊的共同地位，有特殊的共同利益，因而对政府的政策目标具有特殊偏好的人群。利益集团作为一种具有一致性利益方向的特定群体，对政府的政策往往具有特定的偏好，因而可能会通过各种途径向政府施加压力，以寻求政府的政策有利于其利益的实现。利益集团采取集体行动影响政府政策的原因，一方面是集团成员有一致的利益倾向，因而具有一致的政策偏好；另一方面是集体行动对政府政策的影响力要大于分散的个体行动的影响力。基于此，政府的政策在一定程度上受到利益集团的影响。

利益集团的集团行动及其对政府政策的影响力，也受集团规模因素和"免费搭车"现象的影响。首先，利益集团成员的偏好一致性与利益集团的规模成反比，利益集团对政府政策的影响力与利益集团的规模成正比。即随着集团规模的扩大，集团成员的利益目标和政策偏好的差异逐步增大，从而削弱了集体行动的基础。集团规模越大，其对政府政策制定施加的压力就越大；反之，如果利益集团的人数过少，其对政府政策选择的影响就会下降。当集团规模较大时，"免费搭车"现象也较为突出，从而会挫伤集团内的少数带头者的积极性，降低集团行动发生的可能性，进而削弱了利益集团对政府政策选择的影响力。

（3）多数票通过规则　多数票通过规则，是指一个决议只要多数人赞成而不需要一致同意就可获得通过的选择规则。实际中采用的一般是简单多数通过规则，即三分之二通过规则和过半数通过规则。尽管多数票通过规则带来了少数人福利损失的"外在成本"，但它既能克服了一致同意规则因时间成本过高而带来的难以操作问题，又能考虑多数人的偏好，因而在实际民主决策过程中得到了较为广泛的应用。

本章小结

药品管理立法是药品管理的重要手段，也是一个国家药事管理水平提高的重要标志。药事管理法规体系是指以《宪法》为依据，以《药品管理法》为基本法，由一系列的药事管理法律、法规、规章及其他规范性文件，依据一定的标准、原则、功能和层次组成的一个相互配合、相互补充、相互协调和相互制约的法律规范体系。我国药事管理法律的具体表现形式主要有单行条例，我国政府承认或加入的国际条约、法律解释。不同形式的法律规章，效力不同。药事管理法律的适用原则包括层级冲突适用规则、特别冲突适用规则、新旧适用规则，当法的效力发生冲突时，据此解决冲突。药事管理学也离不开相关学科理论和知识的支撑。如管理学中的过程管理方法、目标管理理论、组织管理理论，经济学中的产品生命周期理论、公共选择理论，都为开展药事管理工作提供了依据和参考。

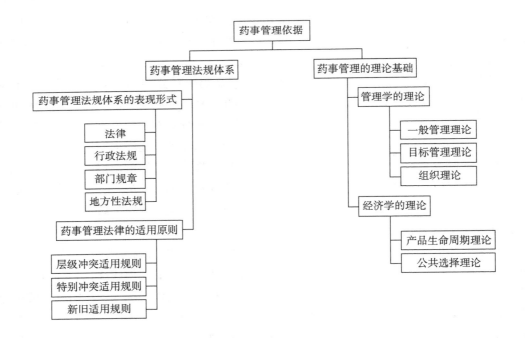

第三章　药事监督管理 ▷▷▷▷

学习目的

学习了解我国药事监督管理主体及其体系；培养识别药事监督管理依据的能力；提升药事监督管理的行政素养。

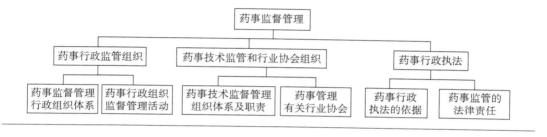

第一节　药事行政监管组织

药事监督管理是由监督管理组织来完成药事监督管理职责的，本节介绍中国药事监督管理行政组织体系及其活动。

一、药事监督管理行政组织体系

（一）药事监督管理行政组织的概述

1. 药事监督管理行政组织　组织是两人及两人以上的一群人为了达到其共同的目标，通过一定的岗位安排而形成的一个集合体。药事组织是从事与药品有关活动的两人及以上的一群人，为实现与药品有关的目标聚集在一起，按岗位履行各自职责的共同体。

行政组织是行使国家行政权力、管理国家行政事务和社会公共事务的机构体系，可以从狭义和广义进行区分。狭义的行政组织是指国家行政机关，广义的行政组织是指国家立法、司法等机关中管理行政事务的机构，还包括企业、事业及社会团体中管理行政事务的机构。在现代社会中，各国普遍设置掌握国家行政权力的行政组织。如中华人民共和国国务院及省、自治区、直辖市，以及地市、县、乡等各级政府及其办事机构。本书的行政组织是指国家行政机关（以下同）。药事监管行政组织是行使国家行政权力对国家范围内的药品全生命周期进行行政监督管理的机构。

2. 药事监督管理行政组织的发展　自中华人民共和国成立以来，药事监督管理的行政组织随着社会经济、科学技术的发展，特别是药品引起的社会反映等发生了多次大的变化，见表 3-1。

表 3-1　中华人民共和国成立后药事监管行政组织变化

变化时间	单位名称	变化的原因
1951～1952 年	卫生部（药政司）	中华人民共和国成立后建立卫生行政管理机构
1957 年	卫生部（药政管理局）	中国药材公司与药政司合并
1963 年	卫生部（药政管理局）	中国药材公司回归商业部领导
1978 年	国家医药管理总局	直属国务院，由卫生部代管
1982 年	国家医药管理局	隶属卫生部
1986 年	国家中医管理局	隶属卫生部
1988 年	国家药品监督管理局	国务院直属机构
1988 年	国家中医药管理局	隶属卫生部
2003 年	国家食品药品监督管理局	国务院直属机构
2008 年	国家食品药品监督管理局	卫生部归口管理
2013 年	国家食品药品监督管理总局	保留国务院食品安全委员会，具体工作由国家食品药品监督管理总局承担
2018 年	国家药品监督管理局	十三届全国人大一次会议审议国务院机构改革方案，组建国家市场监督管理总局，不再保留国家食品药品监督管理总局

国家药品监督管理局（national medical products administration，NMPA）是国家市场监督管理总局管理的国家局，为副部级。NMPA 是根据党的十九届三中全会审议通过的《中共中央关于深化党和国家机构改革的决定》《深化党和国家机构改革方案》和第十三届全国人民代表大会第一次会议批准的《国务院机构改革方案》设立。国家中医药管理局是国家卫生健康委员会管理的国家局。

（二）药事监督管理行政组织的体系构成

药事监督管理行政组织类型、行政组织制度及行政人员的活动等，构成了药事监督管理行政组织体系。该体系确定了药事行政管理的方向和内容，影响着药事行政管理工作的质量和效率，因此备受国家政府的重视。

1. 药事监督管理行政组织的类型　中国药事监督管理行政组织包括：国家的药品行政监督管理机构、省级的药品行政监督管理机构、地市的药品行政监督管理机构、区县的药品行政监督管理机构。市场监管实行分级管理，药品监管机构只设到省一级，药品经营销售等行为的监管，由市县市场监管部门统一承担。各级药事监管行政组织内部结构参见其官网。

2. 药事管理行政组织的体系结构　国家级的药品行政管理组织体系主要由国家药品监督管理局、商务部、国家卫生健康委员会、国家中医药管理局等构成，涵盖了药品生产、流通、使用各环节的行政管理组织。

省级层面的药品行政管理组织体系主要包括省级药品监督管理局、省商务厅、省卫生健康委员会、省中医药管理局。

地市、县层面的药品行政管理组织体系主要是市场监督管理局、商务局、卫生健康委员会等。

二、药事行政组织监督管理活动

（一）药事监督管理活动的内容

不同部门、不同层级的药事监督管理行政组织各自按自身工作职责来保障药品安全，负责药品研发、种苗培育、生产、经营、使用的全生命周期安全监督管理工作。下面介绍国家层面的药品监督管理活动内容和管理依据。

1. 国家药品监督管理局监督管理活动内容　国家药品监督管理局负责的药品监督管理内容如下。

（1）负责药品（含中药、民族药，下同）安全监督管理。拟订监督管理政策规划，组织起草法律法规草案，拟订部门规章，并监督实施。研究拟订鼓励药品新技术、新产品的管理与服务政策。

（2）负责药品标准管理。组织制定、公布《中国药典》等药品标准，组织制定分类管理制度，并监督实施。参与制定国家基本药物目录，配合实施国家基本药物制度。

（3）负责药品注册管理。制定注册管理制度，严格上市审评审批程序，完善审评审批服务便利化措施，并组织实施。

（4）负责药品质量管理。制定研制质量管理规范，并监督实施。制定生产质量管理规范，并依职责监督实施。制定经营、使用质量管理规范，并指导实施。

（5）负责药品上市后风险管理。组织开展药品不良反应的监测、评价和处置工作。依法承担药品安全应急管理工作。

（6）负责执业药师资格准入管理。制定执业药师资格准入制度，指导监督执业药师注册工作。

（7）负责组织指导药品监督检查。制定检查制度，依法查处药品的违法行为，依职责组织指导查处生产环节的违法行为。

（8）负责药品监督管理领域对外交流与合作，参与相关国际监管规则和标准的制定。

（9）负责指导省、自治区、直辖市药品监督管理部门工作。

（10）完成党中央、国务院交办的其他任务。

2. 国家卫生健康委员会药事监督管理活动内容　组织制定国家药物政策和国家基本药物制度，开展药品使用监测、临床综合评价和短缺药品预警，提出国家基本药物价格政策的建议，参与制定《中国药典》。

与国家药品监督管理局的有关职责分工：国家药品监督管理局会同国家卫生健康委员会组织国家药典委员会并制定《中国药典》，建立重大药品不良反应和医疗器械不良事件相互通报机制和联合处置机制。

3. 国家中医药管理局药事监督管理活动内容　国家中医药管理局药事监督管理活动内容如下。

（1）拟订中医药和民族医药事业发展的战略、规划、政策和相关标准，起草有关法律法规和部门规章草案，参与国家重大中医药项目的规划和组织实施。

（2）负责指导民族医药的药物发掘、整理、总结和提高工作。

（3）组织开展中药资源普查，促进中药资源的保护、开发和合理利用，参与制定中药产业发展规划、产业政策和中医药的扶持政策，参与国家基本药物制度建设。

（4）承担保护濒临消亡的中药生产加工技术的责任，组织开展对中医古籍的整理研究和中医药文化的继承发展，提出保护中医非物质文化遗产的建议，推动中医药防病治病知识普及。

（5）组织开展中医药国际推广、应用和传播工作，开展中医药国际交流合作和与港澳台的中医药合作。

4. 商务部药事监督管理活动内容　负责推进流通产业结构调整，指导流通企业改革、商贸服务业和社区商业发展，提出促进商贸中小企业发展的政策建议，推动流通标准化和连锁经营、商业特许经营、物流配送、电子商务等现代流通方式的发展。

（二）药事监督管理活动的依据

从国家层面来看，药事监督管理活动的依据有法律依据和部门规章；从地方层面来看，药事监督管理活动的依据除了法律、规章外，还有地方法规。本书主要介绍国家层面的法规依据，各省、自治区、市的参见其官网。

1. 法律　经全国人民代表大会常务委员会通过的我国药品监督管理的法律主要有《中华人民共和国药品管理法》《中华人民共和国疫苗管理法》《中华人民共和国中医药法》《中华人民共和国广告法》，见表3-2。

表3-2　药品管理法律

法律名称	制定机构	颁布时间	实施时间	法律效力位阶
《中华人民共和国药品管理法》	全国人民代表大会常务委员会	2019年8月26日	2019年12月1日	基本法
《中华人民共和国疫苗管理法》	全国人民代表大会常务委员会	2019年6月29日	2019年12月1日	普通法
《中华人民共和国中医药法》	全国人民代表大会常务委员会	2016年12月25日	2017年7月1日	基本法
《中华人民共和国广告法》	全国人民代表大会常务委员会	2021年4月29日	2021年4月29日	普通法

知识链接

法律效力位阶分级

按照《宪法》和立法法规定的立法体制，法律效力位阶共分六级，它们从高到低依次是根本法、基本法、普通法、行政法规、地方性法规和行政规章。

2. 行政法规 经国务院制定并还在施行的有关药品监督管理的行政法规见表 3-3。

表 3-3 药品管理行政法规

法律名称	制定机构	颁布时间	实施时间	法律效力位阶
《药品管理法实施条例》	国务院	2019 年 3 月 2 日	2019 年 3 月 2 日	行政法规
《中药品种保护条例》	国务院	2018 年 9 月 18 日	2018 年 9 月 18 日	行政法规
《反兴奋剂条例》	国务院	2018 年 9 月 18 日	2018 年 9 月 18 日	行政法规
《中药品种保护条例》	国务院	2018 年 9 月 18 日	2018 年 9 月 18 日	行政法规
《放射性药品管理办法》	国务院	2022 年 3 月 29 日	2022 年 5 月 1 日	行政法规
《麻醉药品和精神药品管理条例》	国务院	2016 年 2 月 6 日	2016 年 2 月 6 日	行政法规
《医疗用毒性药品管理办法》	国务院	1988 年 12 月 27 日	1988 年 12 月 27 日	行政法规
《野生药材资源保护管理条例》	国务院	1987 年 10 月 30 日	1987 年 12 月 1 日	行政法规

3. 部门规章 有关药品管理相应的部门规章见表 3-4。

表 3-4 药品管理部门规章

法律名称	制定机构	颁布时间	实施时间	效力级别
《药品专利纠纷早期解决机制实施办法（试行）》	国家药品监督管理局（已变更）、国家知识产权局	2021 年 7 月 4 日	2021 年 7 月 4 日	部门规范性文件
《生物制品批签发管理办法》	国家市场监督管理总局	2020 年 12 月 11 日	2021 年 3 月 1 日	部门规章
《药品生产监督管理办法》	国家市场监督管理总局	2020 年 1 月 22 日	2020 年 7 月 1 日	部门规章
《药品注册管理办法》	国家市场监督管理总局	2020 年 1 月 22 日	2020 年 7 月 1 日	部门规章
《进口药材管理办法》	国家市场监督管理总局	2019 年 5 月 16 日	2020 年 1 月 1 日	部门规章
《蛋白同化制剂和肽类激素进出口管理办法》	国家食品药品监督管理总局	2017 年 11 月 17 日	2017 年 11 月 17 日	部门规章
《互联网药品信息服务管理办法》	国家食品药品监督管理总局	2017 年 11 月 17 日	2017 年 11 月 17 日	部门规章

续表

法律名称	制定机构	颁布时间	实施时间	效力级别
《关于调整进口药品注册管理有关事项的决定》	国家食品药品监督管理总局	2017 年 10 月 10 日	2017 年 10 月 10 日	部门规章
《药物非临床研究质量管理规范》	国家食品药品监督管理总局	2017 年 7 月 27 日	2017 年 9 月 1 日	部门规章
《关于调整部分药品行政审批事项审批程序的决定》	国家食品药品监督管理总局	2017 年 3 月 17 日	2017 年 5 月 1 日	部门规章
《关于印发国家基本药物目录管理办法的通知》	国家卫生和计划生育委员会、国家发展和改革委员会、工业和信息化部、财政部、人力资源和社会保障部、商务部、国家食品药品监督管理总局、国家中医药管理局、总后勤部卫生部	2015 年 2 月 13 日	2015 年 2 月 13 日	部门规章

4. 地方药事监督管理法规 根据不同地区经济社会发展情况，以及药品生产流通使用等具体情况，地方出台了相应的地方针对药品的有关地方法规，见表 3-5。更多详细信息参见各省市自治区官网。

表 3-5　药品监管部分地方法规

政策名称	制定机构	颁布日期	施行日期	法律效力位阶
《内蒙古自治区实施〈中华人民共和国药品管理法〉办法》	内蒙古自治区人民代表大会常务委员会	2020 年 9 月 23 日	2020 年 9 月 23 日	地方性法规
《湖北省药品管理条例》	湖北省人民代表大会常务委员会	2022 年 5 月 26 日	2022 年 5 月 26 日	地方性法规
《山东省药品使用条例》	山东省人民代表大会常务委员会	2021 年 12 月 3 日	2021 年 12 月 3 日	地方性法规
《云南省药品管理条例》	云南省人民代表大会常务委员会	2018 年 11 月 29 日	2018 年 11 月 29 日	地方性法规
《江苏省药品监督管理条例》	江苏省人民代表大会常务委员会	2017 年 6 月 3 日	2017 年 7 月 1 日	地方性法规
《吉林省药品管理条例》	吉林省人民代表大会常务委员会	2024 年 9 月 30 日	2024 年 9 月 30 日	地方性法规
《关于开展湖北省药品管理条例学习宣传贯彻实施情况书面调研工作的通知》	湖北省食品药品监督管理局	2010 年 10 月 15 日	2010 年 10 月 15 日	地方性工作文件
《关于切实做好湖北省药品管理条例宣传贯彻实施工作的通知》	湖北省人民政府办公厅	2009 年 10 月 30 日	2009 年 10 月 30 日	地方规范性文件
《湖南省药品和医疗器械流通监督管理条例》	湖南省人民代表大会常务委员会	2009 年 7 月 31 日	2009 年 11 月 1 日	地方性法规

续表

政策名称	制定机构	颁布日期	施行日期	法律效力位阶
《关于印发〈山东省药品使用条例〉等法规的通知》	山东省人民政府	2006年12月18日	2007年3月1日	地方性法规
《西藏自治区药品管理条例》	西藏自治区人民代表大会常务委员会	2022年6月6日	2022年8月1日	地方性法规

第二节　药事技术监管和行业协会组织

在我国，除了药事管理的行政机构对药事进行相应的监督管理工作外，还有许多药事技术监管组织，为药事行政监管提供技术支撑与保障，它们是药事监管组织体制的重要组成部分。本节主要介绍国家药品监督管理局直属的药事技术监管单位和行业协会组织及其相应活动。

一、药事技术监管组织体系及职责

（一）药事技术监管组织

药品监督管理部门设置或者指定的药品专业技术机构，承担依法实施药品监督管理所需的审评、检验、核查、监测和评价等工作。药事技术监管组织是国家药品监督管理局直属事业机构，具体有中国食品药品检定研究院（国家药品监督管理局医疗器械标准管理中心、中国药品检验总所）、国家药典委员会、国家药品监督管理局药品审评中心、国家药品监督管理局食品药品审核查验中心（国家疫苗检查中心）、国家药品监督管理局药品评价中心（国家药品不良反应监测中心）、国家药品监督管理局行政事项受理服务和投诉举报中心、国家药品监督管理局特殊药品检查中心（国家药品监督管理局一四六仓库）、国家药品监督管理局执业药师资格认证中心等。

（二）药事技术监管组织职责

1. 中国食品药品检定研究院　中国食品药品检定研究院（国家药品监督管理局医疗器械标准管理中心、中国药品检验总所）的主要职责：检验检测、抽验和质量分析、质量标准、技术规范、技术要求、检验检测方法的修定、技术复核、相关复验、技术仲裁、进口药品注册检验，以及上市后有关数据的收集与分析；承担生物制品批签发相关工作。组织开展有关国家标准物质的规划、计划、研究、制备、标定、分发和管理；负责生产用菌毒种、细胞株的检定工作；承担医用标准菌毒种、细胞株的收集、鉴定、保存、分发和管理工作等。

2. 国家药典委员会　主要职责：编制、修定和编译《中国药典》及配套标准；组织制定修定国家药品标准；参与拟订有关药品标准管理制度和工作机制；组织《中国药典》收载品种的医学和药学遴选工作；负责药品通用名称命名；组织评估《中国药典》和国家药品标准执行情况；开展药品标准发展战略、管理政策和技术法规研究；承担药品标准信息化建设工作；开展药品标准国际（地区）协调和技术交流，参与国际（地区）间药品标准适用性认证合作工作等。

3. 国家药品监督管理局药品审评中心 主要职责：负责药物临床试验、药品上市许可申请的受理和技术审评、仿制药质量和疗效一致性评价的技术审评；承担再生医学与组织工程等新兴医疗产品涉及药品的技术审评；参与拟订药品注册管理相关法律法规和规范性文件，组织拟订药品审评规范和技术指导原则并组织实施；开展药品审评相关理论、技术、发展趋势及法律问题研究；组织开展相关业务咨询服务及学术交流，开展药品审评相关的国际（地区）交流与合作；承担国际人用药品注册技术协调会议（ICH）相关技术工作等。

4. 国家药品监督管理局食品药品审核查验中心 主要职责：组织制定修定药品检查制度规范和技术文件，承担药物临床试验、非临床研究机构资格认定（认证）和研制现场检查；承担药品注册现场检查、药品生产环节的有关检查、药品境外检查等；承担国家级检查员考核、使用管理、药品国际（地区）交流与合作等工作；开展检查理论、技术和发展趋势研究、学术交流及技术咨询。

5. 国家药品监督管理局药品评价中心 主要职责：组织制定修定药品不良反应监测与上市后安全性评价，以及药物滥用监测的技术标准和规范；药物不良反应和药物滥用监测；开展药品上市后安全性评价；指导地方相关监测与上市后安全性评价工作。组织开展相关监测与上市后安全性评价的方法研究、技术咨询和国际（地区）交流合作；参与拟订、调整国家基本药物目录和非处方药目录。

6. 国家药品监督管理局行政事项受理服务和投诉举报中心 主要职责：负责药品行政事项的受理服务和审批结果相关文书的制作、送达工作；受理和转办药品涉嫌违法违规行为的投诉举报，相关信息的汇总、分析、报送，组织协调、跟踪督办、监督办理结果反馈；参与拟订药品行政事项和投诉举报相关法规、规范性文件和规章制度；负责投诉举报新型、共性问题的筛查和分析，提出相关安全监管建议；承担执法办案、整治行动的投诉举报案源信息报送工作；开展与药品行政事项受理及投诉举报工作有关的国际（地区）交流与合作。

7. 国家药品监督管理局特殊药品检查中心（国家药品监督管理局一四六仓库） 主要职责：按照国家计划，负责实施国家特殊药品的收购、调拨任务；特殊药品的储备管理及相关安全保卫工作，上报特殊药品收购、调拨、储备过程中的技术数据，国家特殊药品专项储备金的管理和使用；汇总各地上报的特殊药品生产计划，编制年度特殊药品生产计划草案，上报计划执行情况。

8. 国家药品监督管理局执业药师资格认证中心 主要职责：开展执业药师资格准入制度及执业药师队伍发展战略研究，参与拟订完善执业药师资格准入标准并组织实施；承担执业药师资格考试相关工作；承担执业药师认证注册管理工作；开展执业药师资格认证国际（地区）交流与合作；协助实施执业药师能力与学历提升工程等。

二、药事管理有关行业协会

（一）药事管理有关行业协会组织

药品行业协会必须加强行业自律，建立健全行业规范，推动行业诚信体系建设，引导和督促会员依法开展药品生产经营等活动，以便更好地保障大众用药安全有效。行业协会组织有中国药学会、中华中医药学会、中国中药协会、中国民族医药学会、中国药师学会等。

（二）药事管理有关行业协会职责

1. 中国药学会的职责　促进药学科学技术普及、繁荣与发展，促进药学人才成长与提高，促进药学科学技术与产业结合，为经济社会发展服务，维护广大会员和药学工作者的合法权益。开展国内外药学科学技术的学术交流，活跃学术思想，促进学科发展；发展与世界各国和地区药学学术团体、药学工作者的友好交往与合作；编辑出版发行药学学术、技术、信息、科普等各类期刊，组织编写药学图书资料及电子音像制品；举荐优秀药学科技人才，依照有关规定经批准，表彰奖励优秀药学科技工作者；开展对会员和药学工作者的继续教育与培训工作；组织开展药学及相关学科的科学技术知识普及与宣传，开展医药产品展览、推荐及宣传活动，提供医药技术服务与推广科研成果转化等；反映会员和药学工作者的意见和建议，维护其合法权益；建立和完善药学科学研究诚信监督机制，促进科学道德和学风建设；接受政府委托，承办有关药学发展、药品监管等有关事项，组织会员和药学工作者参与国家有关的科学论证、科技与经济咨询，开展医药科技评价。举办为会员服务的事业和活动；依法兴办符合本会业务范围的社会公益事业等。

2. 中华中医药学会的职责　中华中医药学会是我国成立最早、规模最大的中医药学术团体。开展各种形式的中医药学术活动，组织重点学术课题的研究和科学考察活动；编辑出版中医药学术技术、信息、科普等期刊、图书、资料及音像制品；开展中医药继续教育、中医药学的普及和宣传；向政府及有关部门反映中医药工作者的意见、建议和要求；维护会员权益，为会员提供交流、咨询、技术转让等服务；组织中医药专家协助政府对中医药政策法规、发展战略、科技政策和管理决策进行论证；开展与国际及港澳台地区的学术交流与合作，加强同有关国际及地区有关组织、学术团体及学者的联系，促进国际中医药人才的资格互认工作；加强对中医药科技成果的研究与评价，推进健康服务产业的发展，为有关部门提供科技咨询，促进中医药科研成果的转化和推广应用；做好中医药文化的传承和弘扬工作，扩大中医药文化的影响。

3. 中国中药协会的职责　弘扬中药文化，促进中药行业持续健康发展。向政府提出行业发展、立法、政策等方面的意见建议，参与制定行业标准；组织开展行业统计，收集发布行业信息；创办报纸杂志和网站，开展法律、政策、科研、技术、管理、知识产权、市场等信息方面的咨询服务；开展新技术、新工艺、新装备、新型原辅材料和新产品的鉴定、推广及转让等相关工作；组织人才、技术、管理、法规等培训和行业交流活动；举办交易会、展览会；组织开展行业资质认证；组织开展企业及产品评价、优秀企业及企业家表彰活动；开展国内外经济技术交流与合作等。

4. 中国民族医药学会的职责　坚持"发掘、推广、创新、提高"的办会理念，促进民族医药事业发展。组织民族医药及相关课题研究，引领与民族医药相关内容的科学考察活动，组织开展民族医药学术交流、评价、成果评审；协助政府考核认定民族医药从业人员资质；组织编辑出版发行民族医药期刊、图书资料和音像制品；向有关部门建言献策，组织开展产品研发、成果转化和适宜技术推广、成就和产品展陈；开展民族医药继续教育、专业培训、咨询服务和科普宣传；开展国际性项目合作、科技交流和文化创意等活动等。

5. 中国药师学会的职责　保证药品质量和药学服务质量，促进公众合理用药，保障人民身体健康。加强药师的自律管理，规范药师的执业行为，维护药师的合法权益；参与法律、法规和规章的制定，宣传、贯彻、落实有关法律、法规及合理用药的政策措施；制定药师的职业规范、道德准则；协助政府有关部门制定全国合理用药管理的工作目标、工作方案、相关管理措施和管理规范；宣传、推广药学新理论、新知识、新技术、新方法，促进药学技术的发展和进步；组织开展国内外药学技术的学术交流与合作；组织开展相关课题研究，为政府制定相关的法律法规提出建设性意见；开展药师队伍建设研究，加强药师继续教育管理，科学、有效地组织开展相关培训工作等。

第三节　药事行政执法

一、药事行政执法的依据

《药品管理法》第一章总则对立法目的、法律效力及监督管理的执法主体等进行了界定。

（一）执法主体

国务院药品监督管理部门主管全国药品监督管理工作。国务院有关部门在各自职责范围内负责与药品有关的监督管理工作。国务院药品监督管理部门配合国务院有关部门，执行国家药品行业发展规划和产业政策。省、自治区、直辖市人民政府药品监督管理部门负责本行政区域内的药品监督管理工作。设区的市级、县级人民政府承担药品监督管理职责的部门（以下称药品监督管理部门）负责本行政区域内的药品监督管理工作。县级以上地方人民政府有关部门在各自职责范围内负责与药品有关的监督管理工作。

（二）行政执法

行政执法是药事监管组织依法对药事活动进行监督管理的主要形式。行政执法是药事管理组织执行法律的行为，此处的法律包括《宪法》、相关法律、行政法规、地方性法规、自治条例、单行条例、行政规章、法律解释和国际条约等。

药事监管组织行政执法的类别主要包含行政许可、行政处罚、行政强制、行政检查等。

1. 行政许可　行政机关根据公民、法人或者其他组织的申请，经依法审查，准予其从事特定活动的行为。如药品监督管理部门依法颁布《药品生产许可证》《药品经营许可证》《执业药师注册证》等。

2. 行政处罚　具有行政处罚权的行政机关、法律法规授权组织和行政机关依法委托的组织对公民、法人或者其他组织违反行政管理秩序的行为给予行政制裁的具体行政行为。行政处罚的种类包括：警告；罚款；没收违法所得、没收非法财物；责令停产停业；暂扣或者吊销许可证、暂扣或者吊销执照；行政拘留；法律、行政法规规定的其他行政处罚。

3. 行政强制　包括行政强制措施和行政强制执行。

行政强制措施是指行政机关在实施行政管理的过程中，依法对公民人身自由进行暂时性限制，或者对公民、法人或者其他组织的财产实施暂时性控制的措施。行政强制措施的方式主要包括：对公民人身自由的暂时性限制；对场所、设施或者财物的查封；对财物的扣押；对存款、汇款、有价证券等的冻结；强行进入住宅；法律规定的其他强制措施。

行政强制执行是指行政机关或者由行政机关申请人民法院，对不履行发生法律效力的行政决定的公民、法人或者其他组织，依法强制其履行义务的行为。行政强制执行的方式主要包括：排除妨碍、恢复原状等义务的代履行；加处罚款或者滞纳金的执行罚；划拨存款、汇款、兑现有价证券；将查封、扣押的财物拍卖或者依法处理；法律规定的其他强制执行方式，如对专门生产、销售假劣药的原辅材料、包装材料、生产设备予以没收。

4. 行政检查　行政机关依照法定职权，对相对人遵守法律、法规和规章的情况进行检查、了解、监督的行政行为。

（三）执法依据

药事监管组织或者经其委托授权的组织进行行政执法的依据是药品法律规章，各法律法规的具体内容请见本教材其他章节。

二、药事监管的法律责任

法律责任是指人民对自己的违法行为所应承担的带有强制性的否定法律后果，它包括民事责任、行政责任、刑事责任。法律责任的构成有两个部分：法律责任的前提是人们的违法行为，包括侵权行为、不履行义务行为等；法律责任的内容是否定性的法律后果，包括法律制裁、法律负担、强制性法律义务、法律不予承认或撤销、宣布行为无效等。法律责任必须由司法机关或者法律授权的国家机关予以追究。

药事监管组织及其人员违反药品监管的法律法规，依照《行政处罚法》《药品管理法》《药品管理法实施条例》等法律法规的有关规定，追究其法律责任，主要包括行政责任和刑事责任。

（一）行政责任

1. 药品检验机构出具虚假检验报告的法律责任　根据《药品管理法》第138条的规定，药品检验机构出具虚假检验报告的，责令改正，给予警告，对单位并处20万元以上100万元以下的罚款；对直接负责的主管人员和其他直接责任人员依法给予降级、撤职、开除处分，没收违法所得，并处五万元以下的罚款；情节严重的，撤销其检验资格。药品检验机构出具的检验结果不实，造成损失的，应当承担相应的赔偿责任。

2. 参与药品生产经营活动的法律责任　根据《药品管理法》第145条的规定，药品监督管理部门或者其设置、指定的药品专业技术机构参与药品生产经营活动的，由其上级主管机关责令改正，没收违法收入；情节严重的，对直接负责的主管人员和其他直接责任人员依法给予处分。药品监督管理部门或者其设置、指定的药品专业技术机构的工作人员参与药品生产经营活动的，依法给予处分。

3. 违法收取检验费用的法律责任　根据《药品管理法》第146条的规定，药品监督管理部门或者其设置、指定的药品检验机构在药品监督检验中违法收取检验费用的，由政府有关部门责令退还，对直接负责的主管人员和其他直接责任人员依法给予处分；情节严重的，撤销其检验资格。

4. 不履行法定职责的法律责任　根据《药品管理法》第147条的规定，违反本法规定，药品监督管理部门有下列行为之一的，应当撤销相关许可，对直接负责的主管人员和其他直接责任人员依法给予处分：不符合条件而批准进行药物临床试验；对不符合条件的药品颁发药品注册证书；对不符合条件的单位颁发药品生产许可证、药品经营许可证或者医疗机构制剂许可证。

《药品管理法》第148条规定，违反本法规定，县级以上地方人民政府有下列行为之一的，对直接负责的主管人员和其他直接责任人员给予记过或者记大过处分；情节严重的，给予降级、撤职或者开除处分：瞒报、谎报、缓报、漏报药品安全事件；未及时消除区域性重大药品安全隐患，造成本行政区域内发生特别重大药品安全事件，或者连续发生重大药品安全事件；履行职责不力，造成严重不良影响或者重大损失。

《药品管理法》第149条规定，违反本法规定，药品监督管理等部门有下列行为之一的，对直接负责的主管人员和其他直接责任人员给予记过或者记大过处分；情节较重的，给予降级或者撤职处分；情节严重的，给予开除处分：瞒报、谎报、缓报、漏报药品安全事件；对发现的药品安全违法行为未及时查处；未及时发现药品安全系统性风险，或者未及时消除监督管理区域内药品安全隐患，造成严重影响；其他不履行药品监督管理职责，造成严重不良影响或者重大损失。

《药品管理法》第150条规定，药品监督管理人员滥用职权、徇私舞弊、玩忽职守的，依法给予处分。查处假药、劣药违法行为有失职、渎职行为的，对药品监督管理部门直接负责的主管人员和其他直接责任人员依法从重给予处分。

（二）刑事责任

根据《药品管理法》第 114 条的规定，违反本法规定，构成犯罪的，依法追究刑事责任。

📚 课后案例

药品监管渎职的思考

药品安全关系大众健康，是重大的民生问题。药品安全事件高发、频发态势不减，监管的失职渎职也是不容忽视的一个重要因素。如何利用法律规制规范药品监管人员的行为，从而提升监督管理机制的整体效用尤为重要。

十三届全国人民代表大会常务委员会第十二次会议于 2019 年 8 月 26 日闭幕。全国人民代表大会常务委员会法制工作委员会行政法室袁杰，在会后新闻发布会上就药品的监管表示，监管部门在查处假药劣药违法行为有失职渎职行为的，要对直接负责的主管部门和其他责任人员依法从重处分；不作为的要严格处置。违反药品管理法规定，构成犯罪的，要依法追究刑事责任。

监管部门对药品的监管，应该遵循市场规律，对于本不属于监管的事项应该有所不为，但这并不等于放任不管。监管部门必须站在维护公众生命健康安全的高度，果断对制售假药劣药的违法犯罪行为出手，充分释放出应有的法治正能量。

过往现实，不少监管者在监管过程中明显失职渎职，但对其责任的追究大多停留在行政处罚层面，有时甚至连行政处罚都难以启动，以致法律责任的追究长期处于休眠状态。

思考：

1. 如何才能减少或杜绝药品监管的失职渎职行为？
2. 普通公民在药品安全监管中能发挥什么作用？

本章小结

本章对中华人民共和国成立后药事监督管理的组织演变进行了梳理，从原卫生部内设处级机构，随着国家经济社会科技的发展及疾病的变化，药品监督管理越来越重要，成立了独立的药品监督管理部门，加上我国中医药的特色，成立了国家中医药管理局。药事监督管理组织包括药事行政监督管理组织、药事技术监管和行业协会组织。各组织依照其自身职责对药事进行依法监督管理。国务院药品监督管理部门主管全国药品监督管理工作。药事监管组织行政执法的类别主要包含行政许可、行政处罚、行政强制、行政检查等。药事监管组织及其人员违反药品监管的法律法规，依照《行政处罚法》《药品管理法》《药品管理法实施条例》等法律法规的有关规定，追究其法律责任，主要包括行政责任和刑事责任。

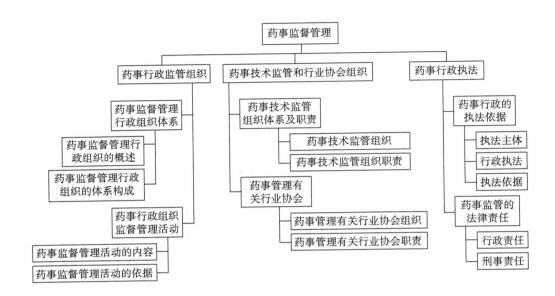

第四章 药品研发和生产管理 ▷▷▷▷

学习目的

学习了解我国药品研发和生产管理的依据和内容；培养识别药品研发、生产过程中影响药品质量的关键节点的能力；提升药品全链条管理，保证药品质量的药品管理素养。

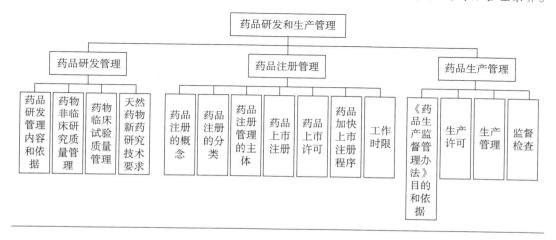

第一节 药品研发管理

药品的研发是专业性强、投入大、时间长、风险高的过程，在研发过程中关键的是药学、药理毒理学、药物临床试验的研究工作必须科学严谨。

一、药品研发管理内容和依据

（一）药品研发管理内容

为保证药品质量，药品研发的质量是第一步，只有药品研发科学规范，才能研发出符合质量要求的药品，所以药品从研发开始就必须进行严格的管理。通过药物非临床研究质量管理、药物临床试验质量管理、天然药物新药研究技术要求等规章进行严格管理。

为了解药物与机体（含病原体）相互作用及其规律和作用机制，需对其进行实验室试验研究，研究有关使用化学物质治疗疾病时引起的机体机能变化机制，从而为阐明药物作用及其作用机制、改善药物质量、提高药物疗效、防治不良反应提供理论依据；研究开发新药、发现药物新用途并为探索细胞生理生化及病理过程提供实验资料。药理学的方法是实验性的，即在严格控制的条件下，观察药物对机体或其组成部分的作用规律并分析其客观作用原理。将该试验方法引入临床，以临床患者为研究和服务对象，将药理学基本理论转化为临床用药技术，即将药理效应转化为实际疗效，是基础药理学的后继部分。

（二）药品研发管理依据

药品研发管理依据有《药物非临床研究质量管理规范》《药物临床试验质量管理规范》《天然药物新药研究技术要求》等。药品上市注册前，应当完成药学、药理毒理学和药物临床试验等相关研究工作。药物非临床安全性评价研究应当在经过《药物非临床研究质量管理规范》认证的机构开展。药物临床试验应当经批准，其中生物等效性试验应当备案；药物临床试验应当在符合相关规定的药物临床试验机构开展，并遵守《药物临床试验质量管理规范》。

二、药物非临床研究质量管理

为申请药品注册，必须进行药物非临床安全性评价研究。药物非临床安全性评价研究的相关活动应当遵守《药物非临床研究质量管理规范》，以注册为目的的其他药物临床前相关研究活动也需参照本规范执行。药物非临床安全性评价研究是药物研发的基础性工作，应当确保行为规范，数据真实、准确、完整。

（一）药物非临床研究质量管理相关术语

1. 非临床研究质量管理规范 指有关非临床安全性评价研究机构运行管理和非临床安全性评价研究项目试验方案设计、组织实施、执行、检查、记录、存档和报告等全过程的质量管理要求。

2. 非临床安全性评价研究 指为评价药物安全性，在实验室条件下用实验系统进行的试验，包括安全药理学试验、单次给药毒性试验、重复给药毒性试验、生殖毒性试验、遗传毒性试验、致癌性试验、局部毒性试验、免疫原性试验、依赖性试验、毒代动力学试验及与评价药物安全性有关的其他试验。

3. 稽查轨迹 指按照时间顺序对系统活动进行连续记录，该记录足以重建、回顾、检查系统活动的过程，以便于掌握可能影响最终结果的活动及操作环境的改变。

4. 同行评议 指为保证数据质量而采用的一种复核程序，由同一领域的其他专家学者对研究者的研究计划或者结果进行评审。

（二）组织机构和人员

研究机构应当建立完善的组织管理体系，配备机构负责人、质量保证部门和相应的工作人员。研究机构的工作人员至少应当符合《药物非临床研究质量管理规范》的相应要求；机构负责人全面负责本研究机构的运行管理，至少应当履行规范规定的职责要求。

研究机构应当设立独立的质量保证部门负责检查本规范的执行情况，以保证研究的运行管理符合该规范要求。

专题负责人对研究的执行和总结报告负责，其职责按规范要求。

（三）设施

研究机构应当根据所从事的非临床安全性评价研究的需要建立相应设施，并确保设施的环境条件满足工作需要。各种设施应当布局合理、运转正常，并具有必要的功能划分和区隔，有效地避免可能对研究造成的干扰。

具备能够满足研究需要的动物设施，并能根据需要调控温度、湿度、空气洁净度、通风和照明等环境条件。动物设施的条件应当与所使用的实验动物级别相符，其布局应当合理，避免实验系统、受试物、废弃物等之间发生相互污染。动物设施应当符合规范要求。与受试物和对照品相关的设施、档案保管的设施应当符合规范要求。

研究机构应当具备收集和处置实验废弃物的设施；对不在研究机构内处置的废弃物，应当具备暂存或者转运的条件。

（四）仪器设备和实验材料

根据研究工作的需要，配备相应的仪器设备。对用于数据采集、传输、储存、处理、归档等的计算机系统（或者包含有计算机系统的设备）应当进行验证。产生的电子数据应当有保存完整的稽查轨迹和电子签名，以确保数据的完整性和有效性。对仪器设备，应当有标准操作规程详细说明各仪器设备的使用和管理要求，对仪器设备的使用、清洁、保养、测试、校准、确认或者验证及维修等，应当予以详细记录并归档保存。

受试物和对照品的使用和管理应当符合管理规范要求。

实验室的试剂和溶液等均应贴有标签，标明品名、浓度、贮存条件、配制日期及有效期等。研究中不得使用变质或者过期的试剂和溶液。

（五）实验系统和标准操作规程

实验动物的管理应当符合规范要求。实验动物的使用应当关注动物福利，遵循"减少、替代和优化"的原则。试验方案实施前应当获得动物伦理委员会批准。对实验动物的进入、实验、饲养、实验环境等都按规范开展，并有完整记录。

研究机构应当制定与其业务相适应的标准操作规程，以确保数据的可靠性。操作规程内容按《药物非临床研究质量管理规范》要求制定。公开出版的教科书、文献、生产商制定的用户手册等技术资料，可以作为标准操作规程的补充说明加以使用。

（六）研究工作的实施

试验方案的主要内容应当包括规范所要求的全部内容。研究过程按规范要求对每个试验进行严格实施。

参加研究的工作人员应当严格执行试验方案和相应的标准操作规程，记录试验产生的所有数据，并做到及时、直接、准确、清楚和不易消除，同时需注明记录日期、记录者签名。当记录的数据需要修改时，应保持原记录清楚可辨，并注明修改的理由及修改日期、修改者签名。电子数据的生成、修改应当符合以上要求。

研究过程中发生的任何偏离试验方案和标准操作规程的情况，都应及时记录并报告给专题负责人，在多场所研究的情况下，还应报告给负责相关试验的主要研究者。专题负责人或主要研究者应当评估对研究数据的可靠性造成的影响，必要时采取纠正措施。

进行病理学同行评议工作时，同行评议的计划、管理、记录和报告应当符合规范要求。

（七）质量保证

研究机构应当确保质量，保证工作的独立性。质量保证人员不能参与具体研究的实施，或者承担可能影响其质量保证工作独立性的其他工作。制订书面的质量保证计划，并指定执行人员，以确保研究机构的研究工作符合本规范的要求。质量保证部门应当对质量保证活动制定相应的标准操作规程，包括质量保证部门的运行、质量保证计划及检查计划的制订、实施、记录和报告，以及相关资料的归档保存等。质量保证检查可分为三种检查类型：一是基于研究的检查，该类检查一般基于特定研究项目的进度和关键阶段进行；二是基于设施的检查，该类检查一般基于研究机构内某个通用设施和活动（安装、支持服务、计算机系统、培训、环境监测、维护和校准等）进行；三是基于过程的检查，该类检查一般不基于特定研究项目，而是基于某个具有重复性质的程序或过程来进行。质量保证检查应当有过程记录和报告，必要时应当提供给监管部门检查。

（八）资料档案

专题负责人应当确保研究所有的资料，包括试验方案的原件、原始数据、标本、相关检测报告、留样受试物和对照品、总结报告的原件及研究有关的各种文件，在研究实施过程中或研究完成后及时归档，最长不超过两周。按标准操作规程的要求整理后，作为研究档案予以保存。档案的保存期限应当满足管理规范的要求。用于注册申报材料的研究，其档案保存期应当在药物上市后至少五年；未用于注册申报材料的研究（如终止的研究），其档案保存期为总结报告批准日后至少五年；其他不属于研究档案范畴的资料应当在其生成后保存至少十年。

（九）委托方

委托方作为研究工作的发起者和研究结果的申报者，对用于申报注册的研究资料负责，并承担相应责任。理解本规范的要求，尤其是机构负责人、专题负责人、主要研究者的职责要求；委托非临床安全性评价研究前，通过考察等方式对研究机构进行评估，以确认其能够遵守本规范的要求进行研究；在研究开始之前，试验方案应当得到委托方的认可；告知研究机构受试物和对照品的相关安全信息，以确保研究机构采取必要的防护措施，避免人身健康和环境安全的潜在风险；对受试物和对照品的特性进行检测的工作可由委托方、其委托的研究机构或实验室完成，委托方应当确保其提供的受试物、对照品的特性信息真实、准确；确保研究按照本规范的要求实施。

三、药物临床试验质量管理

为保证药物临床试验过程规范，数据和结果的科学、真实、可靠，保护受试者的权益和安全，根据《药品管理法》《疫苗管理法》《药品管理法实施条例》，制定《药物临床试验质量管理规范》。本规范适用于为申请药品注册而进行的药物临床试验。药物临床试验的相关活动应当遵守本规范。

（一）药物临床试验质量管理规范的内容

药物临床试验质量管理规范是药物临床试验全过程的质量标准，包括方案设计、组织实施、监查、稽查、记录、分析、总结和报告。

药物临床试验应当符合《赫尔辛基宣言》原则及相关伦理要求，受试者的权益和安全是考虑的首要因素，优先于对科学和社会的获益。伦理审查与知情同意是保障受试者权益的重要措施。

（二）药物临床试验质量管理相关术语

1. 临床试验 指以人体（患者或健康受试者）为对象的试验，意在发现或验证某种试验药物的临床医学、药理学及其他药效学作用、不良反应，或者试验药物的吸收、分布、代谢和排泄，以确定药物的疗效与安全性的系统性试验。

2. 临床试验的依从性 指临床试验参与各方遵守与临床试验有关的要求、规范和相关法律法规。

3. 非临床研究 指不在人体上进行的生物医学研究。

4. 独立的数据监查委员会 数据和安全监查委员会、监查委员会、数据监查委员会、由申办者设立的独立数据监查委员会，定期对临床试验的进展、安全性数据和重要的有效性终点进行评估，并向申办者建议是否继续、调整或者停止试验。

5. 伦理委员会 指由医学、药学及其他背景人员组成的委员会，其职责是通过独立审查、同意、跟踪审查试验方案及相关文件、获得和记录受试者知情同意所用的方法和材料等，确保受试者的权益、安全受到保护。

6. 受试者 指参加一项临床试验，并作为试验用药品的接受者，包括患者、健康受试者。

7. 弱势受试者 指维护自身意愿和权利的能力不足或者丧失的受试者，其自愿参加临床试验的意愿，有可能被试验的预期获益或者拒绝参加可能被报复而受到不正当影响，包括研究者的学生和下级、申办者的员工、军人、犯人、无药可救疾病的患者、处于危急状况的患者、入住福利院的人、流浪者、未成年人和无能力知情同意的人等。

8. 知情同意　指受试者被告知可影响其做出参加临床试验决定的各方面情况后，确认同意自愿参加临床试验的过程。该过程应当以书面的、签署姓名和日期的知情同意书作为文件证明。

9. 稽查轨迹　指能够追溯还原事件发生过程的记录。

（三）伦理委员会

1. 组成　伦理委员会的组成和运行应当符合规范的要求。委员组成、备案管理应当符合卫生健康主管部门的要求。委员应当接受伦理审查的培训，能够审查临床试验相关的伦理学和科学等方面的问题。

伦理委员会应当按照其制度和标准操作规程履行工作职责，审查应当有书面记录，并注明会议时间及讨论内容。伦理委员会会议审查意见的投票委员应当参与会议的审查和讨论，包括各类别委员，具有不同性别组成，并满足其规定的人数。会议审查意见应当形成书面文件。投票或者提出审查意见的委员应当独立于被审查临床试验项目。应当有其委员的详细信息，并保证其委员具备伦理审查的资格。应当要求研究者提供伦理审查所需的各类资料，并回答伦理委员会提出的问题。可以根据需要，邀请委员以外的相关专家参与审查，但不能参与投票。

2. 职责　伦理委员会的职责是保护受试者的权益和安全，应当特别关注弱势受试者。伦理委员会应当审查相关的文件，对临床试验的科学性和伦理性进行审查，对研究者的资格进行审查，可以要求提供知情同意书内容以外的资料和信息；应当审查试验方案中是否充分考虑了相应的伦理学问题及法律法规。伦理委员会有权暂停、终止未按照相关要求实施，或者受试者出现非预期严重损害的临床试验；应当受理并妥善处理受试者的相关诉求等职责。

伦理委员会有权暂停、终止未按照相关要求实施，或者受试者出现非预期严重损害的临床试验。

伦理委员会应当建立有关伦理委员会的组成、组建和备案的规定；会议日程安排、会议通知和会议审查的程序；初始审查和跟踪审查的程序；对伦理委员会同意的试验方案的较小修正，采用快速审查并同意的程序；向研究者及时通知审查意见的程序；对伦理审查意见有不同意见的复审程序等书面文件并执行。

伦理委员会应当保留伦理审查的全部记录，包括伦理审查的书面记录、委员信息、递交的文件、会议记录和相关往来记录等。所有记录应当至少保存至临床试验结束后 5 年。研究者、申办者或者药品监督管理部门可以要求伦理委员会提供其标准操作规程和伦理审查委员名单。

（四）研究者

研究者和临床试验机构应当具备的资格和要求包括：临床试验机构的执业资格；由研究者签署的职责分工授权表；研究者和临床试验机构应当具有完成临床试验所需的必要条件；研究者应当给予受试者适合的医疗处理；研究者与伦理委员会要有必要的沟

通；研究者应当遵守试验方案；研究者和临床试验机构对申办者提供的试验用药品有管理责任；研究者应当遵守临床试验的随机化程序；研究者实施知情同意，应当遵守《赫尔辛基宣言》的伦理原则，并符合有关要求；试验的记录和报告应当符合相应要求。提前终止或者暂停临床试验时，研究者应当及时通知受试者，并给予受试者适当的治疗和随访，做出相关说明。

（五）申办者

申办者应当把保护受试者的权益和安全，以及临床试验结果的真实、可靠作为临床试验的基本考虑。应当建立临床试验的质量管理体系，并履行基于风险进行质量管理的管理职责。

申办者委托合同研究组织的，应当签订合同、监督合同研究组织承担的各项工作。

申办者为评估临床试验的实施和对法律法规的依从性，可以在常规监查之外开展临床试验的稽查。

申办者提供《研究者手册》，目的是帮助研究者和参与试验的其他人员更好地理解和遵守试验方案，帮助研究者理解试验方案中诸多关键的基本要素，包括临床试验的给药剂量、给药次数、给药间隔时间、给药方式等，以及主要和次要疗效指标和安全性的观察和监测。

（六）试验方案

试验方案通常包括基本信息、研究背景资料、试验目的、试验设计、实施方式（方法、内容、步骤）等内容。

试验方案中应当详细描述临床试验的目的、临床试验的科学性和试验数据的可靠性、临床和实验室检查的项目内容、受试者的选择和退出、受试者的治疗等。制订明确的访视和随访计划，包括临床试验期间、临床试验终点、不良事件评估及试验结束后的随访与医疗处理。

对有效性和安全性进行评价。有效性评价通常包括：详细描述临床试验的有效性指标；有效性指标的评价、记录、分析方法和时间点。安全性评价通常包括：详细描述临床试验的安全性指标；详细描述安全性指标的评价、记录、分析方法和时间点；不良事件和伴随疾病的记录和报告程序；不良事件的随访方式与期限。

做好临床试验的统计、临床试验质量控制和质量保证等工作。

（七）必备文件管理

临床试验必备文件是指评估临床试验实施和数据质量的文件，用于证明研究者、申办者和监查员在临床试验过程中遵守了相关规范和相关药物临床试验的法律法规要求。必备文件是申办者稽查、药品监督管理部门检查临床试验的重要内容，并作为确认临床试验实施的真实性和所收集数据完整性的依据。

四、天然药物新药研究技术要求

为完善注册管理法规体系，规范中药、天然药物的注册管理，鼓励创新，原国家食品药品监督管理局组织制定了《天然药物新药研究技术要求》。

（一）概述

《天然药物新药研究技术要求》所指的天然药物是指在现代医药理论指导下使用的天然药用物质及其制剂。其来源包括植物、动物和矿物，一般不包括来源于基因修饰动植物的物质、经微生物发酵或经化学等修饰的物质。

天然药物的研发应关注：以现代医药理论指导临床试验方案设计与评价；活性成分的确定应有充分的依据；应有充分的试验数据说明处方合理性、非临床和临床的有效性及安全性；保证资源的可持续利用。

（二）原则

天然药物的研制应当符合现代医药理论，注重试验研究证据，体现临床应用价值，保证药物的安全有效和质量稳定均一。

为保障资源的可持续利用及保护生态环境，天然药物一般不应以野生动植物为原材料，若确需使用非重点保护野生动植物为原材料的，应提供相关研究资料证明相应品种的生产不会对资源及生态环境产生不利影响，如可使用不影响其生长、繁殖的药用部位为原材料等。

应对天然药物进行系统的化学成分研究，明确所含大类成分的结构类型及主要成分的结构，并应研究确定活性成分。

天然药物新药非临床安全性研究应遵循药物非临床研究质量管理规范。天然药物应进行体内过程的探索研究，以主要活性成分进行体内吸收、分布、代谢和排泄研究，了解其药代动力学基本特点。

天然药物应提供充分的非临床有效性和安全性研究资料，并进行作用机理研究。天然药物临床有效性应当采用现代医药方法和标准进行评价，适应证应采用西医学术语进行规范描述。天然药物临床试验应遵循《药物临床试验质量管理规范》，并在通过国家药物临床试验机构资格认证的机构进行。临床试验设计及评价标准需参照化学药品临床试验相关技术指导原则。

（三）药学研究

为保证上市后天然药物质量的稳定均一，应对天然药物的生产进行全过程质量控制。应研究明确天然药物所含活性成分，并建立全面反映天然药物质量的标准。

1. 原材料　是指制备制剂处方中提取物所用的起始原料。

2. 提取物　是指天然药物制剂处方中直接供制备制剂用的原料药。

3. 制剂　天然药物制剂应以提取物投料。应明确保证批与批之间制剂质量稳定均一的措施和方法。应在充分研究的基础上，研究建立天然药物制剂的质量标准。

4. 分阶段申请临床试验的药学要求 天然药物新药的研究可根据探索性研究的需要分阶段申请临床试验，并参照以下各阶段的要求完成相应的药学研究。一次性申请全部临床试验的，可参照Ⅲ期临床试验的要求。

（四）药理毒理学研究

天然药物新药的药理毒理申报资料包括主要药效学、毒理学、药代动力学研究等内容。此外，申报资料还有活性成分筛选、确认等支持立题依据的药理毒理研究内容，包括：一是非临床有效性研究；二是非临床安全性研究；三是非临床药代动力学研究；四是复方制剂组方合理性研究。

为降低研发风险，申请人可以申请不同阶段临床试验。对申请进行早期临床试验的品种，其非临床安全性评价资料有不同要求。

（五）临床研究

天然药物的临床试验必须采取适当的措施以保护受试者，在知情同意书中要清楚地说明受试药物的特点。天然药物新药上市前应进行Ⅰ期临床试验、Ⅱ期临床试验、Ⅲ期临床试验。Ⅰ期临床试验：初步的临床药理学及人体安全性评价试验，观察人体对于新药的耐受程度和药代动力学，为制定给药方案提供依据。Ⅱ期临床试验：治疗作用初步评价阶段，其目的是初步评价药物对目标适应证患者的治疗作用和安全性。Ⅲ期临床试验：治疗作用确证阶段，其目的是进一步验证药物对目标适应证患者的治疗作用和安全性，评价获益与风险关系，最终为药物注册申请的审查提供充分的依据。

第二节　药品注册管理

为规范药品注册行为，保证药品的安全、有效和质量可控，根据《药品管理法》《中医药法》《疫苗管理法》《药品管理法实施条例》等法律、行政法规，制定了部门规章，即《药品注册管理办法》。

一、药品注册的概念

药品注册是指药品注册申请人（以下简称申请人）依照法定程序和相关要求提出药物临床试验、药品上市许可、再注册等申请及补充申请，药品监督管理部门基于法律法规和现有科学认知进行安全性、有效性和质量可控性等审查，决定是否同意其申请的活动。

药品上市许可持有人是指申请人取得药品注册证书后，为药品上市许可持有人（以下简称持有人）。

药品注册管理遵循公开、公平、公正原则，以临床价值为导向，鼓励研究和创制新药，积极推动仿制药发展。国家药品监督管理局持续推进审评审批制度改革，优化审评审批程序，提高审评审批效率，建立以审评为主导，检验、核查、监测与评价等为支撑的药品注册管理体系。

二、药品注册的分类

药品注册按照中药、化学药和生物制品等进行分类注册管理。

中药注册按照中药创新药、中药改良型新药、古代经典名方中药复方制剂、同名同方药等进行分类。

化学药注册按照化学药创新药、化学药改良型新药、仿制药等进行分类。

生物制品注册按照生物制品创新药、生物制品改良型新药、已上市生物制品（含生物类似药）等进行分类。

中药、化学药和生物制品等药品的细化分类和相应的申报资料要求，由国家药品监督管理局根据注册药品的产品特性、创新程度和审评管理需要组织制定，并向社会公布。

境外生产药品的注册申请，按照药品的细化分类和相应的申报资料要求执行。

三、药品注册管理的主体

（一）国家药品监督管理局

国家药品监督管理局主管全国药品注册管理工作，负责建立药品注册管理工作体系和制度，制定药品注册管理规范，依法组织药品注册审评审批及相关的监督管理工作。

国家药品监督管理局药品审评中心负责药物临床试验申请、药品上市许可申请、补充申请和境外生产药品再注册申请等的审评。

中国食品药品检定研究院、国家药典委员会、国家药品监督管理局食品药品审核查验中心、国家药品监督管理局药品评价中心、国家药品监督管理局行政事项受理服务和投诉举报中心、国家药品监督管理局信息中心等药品专业技术机构，承担依法实施药品注册管理所需的药品注册检验、通用名称核准、核查、监测与评价、制证送达，以及相应的信息化建设与管理等相关工作。

国家药品监督管理局负责对药品审评中心等相关专业技术机构及省、自治区、直辖市药品监督管理部门承担药品注册管理相关工作的监督管理、考核评价与指导。

（二）省、自治区、直辖市药品监督管理部门

省、自治区、直辖市药品监督管理部门负责本行政区域内以下药品注册相关管理工作：境内生产药品再注册申请的受理、审查和审批；药品上市后变更的备案、报告事项管理；组织对药物非临床安全性评价研究机构、药物临床试验机构的日常监管及违法行为的查处；参与国家药品监督管理局组织的药品注册核查、检验等工作；国家药品监督管理局委托实施的药品注册相关事项。

省、自治区、直辖市药品监督管理部门设置或者指定的药品专业技术机构，承担依

法实施药品监督管理所需的审评、检验、核查、监测与评价等工作。

四、药品上市注册

（一）药物临床试验分期

药物临床试验是指以药品上市注册为目的，为确定药物安全性与有效性在人体开展的药物研究。药物临床试验分为Ⅰ期临床试验、Ⅱ期临床试验、Ⅲ期临床试验、Ⅳ期临床试验及生物等效性试验。根据药物特点和研究目的，研究内容包括临床药理学研究、探索性临床试验、确证性临床试验和上市后研究。申请人完成支持药物临床试验的药学、药理毒理学等研究后，才可提出药物临床试验申请。

（二）药物临床试验的申请和审评

按照申报资料要求提交相关研究资料。经形式审查，申报资料符合要求的，予以受理。

药品审评中心应当组织药学、医学和其他技术人员对已受理的药物临床试验申请进行审评。对药物临床试验申请应当自受理之日起 60 日内决定是否同意开展，并通过药品审评中心网站通知申请人审批结果；逾期未通知的，视为同意，申请人可以按照提交的方案开展药物临床试验。

申请人获准开展药物临床试验的为药物临床试验申办者。

申请人拟开展生物等效性试验的，应当按照要求在药品审评中心网站完成生物等效性试验备案后，按照备案的方案开展相关研究工作。

（三）开展药物临床试验

开展药物临床试验，应当经伦理委员会审查同意。药物临床试验用药品的管理应当符合《药物临床试验质量管理规范》的有关要求。申办者在开展后续分期药物临床试验前，应当制定相应的药物临床试验方案，经伦理委员会审查同意后开展，并在药品审评中心网站提交相应的药物临床试验方案和支持性资料。

药物临床试验期间，发生药物临床试验方案变更、非临床或者药学的变化或者有新发现的，申办者应当按照规定，参照相关技术指导原则，充分评估对受试者安全的影响。

申办者评估认为不影响受试者安全的，可以直接实施并在研发期间安全性更新报告中报告。可能增加受试者安全性风险的，应当提出补充申请。对补充申请应当自受理之日起六十日内决定是否同意，并通过药品审评中心网站通知申请人审批结果；逾期未通知的，视为同意。

申办者发生变更的，由变更后的申办者承担药物临床试验的相关责任和义务。

药物临床试验期间，发现存在安全性问题或者其他风险的，申办者应当及时调整临床试验方案、暂停或者终止临床试验，并向药品审评中心报告。

有下列情形之一的，可以要求申办者调整药物临床试验方案、暂停或者终止药物临床试验：①伦理委员会未履行职责的。②不能有效保证受试者安全的。③申办者未按照要求提交研发期间安全性更新报告的。④申办者未及时处置并报告可疑且非预期严重不良反应的。⑤有证据证明研究药物无效的。⑥临床试验用药品出现质量问题的。⑦药物临床试验过程中弄虚作假的。⑧其他违反药物临床试验质量管理规范的情形。

药物临床试验中出现大范围、非预期的严重不良反应，或者有证据证明临床试验用药品存在严重质量问题时，申办者和药物临床试验机构应当立即停止药物临床试验。药品监督管理部门依职责可以责令调整临床试验方案、暂停或者终止药物临床试验。

药物临床试验终止后，拟继续开展药物临床试验的，应当重新提出药物临床试验申请。

（四）药物临床试验时效

药物临床试验应当在批准后3年内实施。药物临床试验申请自获准之日起，3年内未有受试者签署知情同意书的，该药物临床试验许可自行失效，仍需实施药物临床试验的，应当重新申请。

五、药品上市许可

（一）条件

申请人在完成支持药品上市注册的药学、药理毒理学和药物临床试验等研究，确定质量标准，完成商业规模生产工艺验证，并做好接受药品注册核查检验的准备后，提出药品上市许可申请，按照申报资料要求提交相关研究资料。经对申报资料进行形式审查，符合要求的，予以受理。仿制药应当与参比制剂质量和疗效一致。

（二）审评

药品审评中心应当组织药学、医学和其他技术人员，按要求对已受理的药品上市许可申请进行审评。审评过程中基于风险启动药品注册核查、检验，相关技术机构应当在规定时限内完成核查、检验工作。药品审评中心根据药品注册申报资料、核查结果、检验结果等，对药品的安全性、有效性和质量可控性等进行综合审评，非处方药还应当转入药品评价中心进行非处方药适宜性审查。

综合审评结论通过的，批准药品上市，发给药品注册证书。综合审评结论不通过的，做出不予批准决定。药品注册证书载明药品批准文号、持有人、生产企业等信息。非处方药的药品注册证书还应当注明非处方药类别。

药品上市许可申请审评期间，发生可能影响药品安全性、有效性和质量可控性的重大变更的，申请人应当撤回原注册申请，补充研究后重新申报。

（三）关联审评审批

药品审评中心在审评药品制剂注册申请时，对药品制剂选用的化学原料药、辅料及直接接触药品的包装材料和容器进行关联审评。

未通过关联审评审批的，化学原料药、辅料及直接接触药品的包装材料和容器的登记状态维持不变，相关药品制剂申请不予批准。

（四）药品注册核查

为核实申报资料的真实性、一致性，以及药品上市商业化生产条件，检查药品研制的合规性、数据可靠性等，对研制现场和生产现场开展核查活动，以及必要时对药品注册申请所涉及的化学原料药、辅料、直接接触药品的包装材料和容器，生产企业、供应商或者其他受托机构开展延伸检查活动。

根据申报注册的品种、工艺、设施、既往接受核查情况等因素，基于风险决定是否启动药品注册生产现场核查。

对于创新药、改良型新药及生物制品等，应当进行药品注册生产现场核查和上市前药品生产质量管理规范检查。

对于仿制药等，根据是否已获得相应生产范围药品生产许可证且已有同剂型品种上市等情况，基于风险进行药品注册生产现场核查、上市前药品生产质量管理规范检查。

（五）药品注册检验

在药品注册检验过程中，若某药品与国家药品标准收载的同品种药品使用的检验项目和检验方法是一致的，可以不进行标准复核，只进行样品检验。其他情形应当进行标准复核和样品检验。药品注册检验，包括标准复核和样品检验。标准复核，是指对申请人申报药品标准中设定项目的科学性、检验方法的可行性、质控指标的合理性等进行的实验室评估。样品检验，是指按照申请人申报或者药品审评中心核定的药品质量标准对样品进行的实验室检验。

中国食品药品检定研究院或者经国家药品监督管理局指定的药品检验机构承担药品的注册检验工作。

六、药品加快上市注册程序

（一）突破性治疗药物程序

药物临床试验期间，用于防治严重危及生命或者严重影响生存质量的疾病，且尚无有效防治手段或者与现有治疗手段相比有足够证据表明具有明显临床优势的创新药或者改良型新药等，申请人可以申请适用突破性治疗药物程序。

申请适用突破性治疗药物程序的，申请人应当向药品审评中心提出申请。符合条件的，药品审评中心按照程序公示后纳入突破性治疗药物程序。

对纳入突破性治疗药物程序的药物临床试验，给予有关政策支持。

（二）附条件批准程序

药物临床试验期间，符合治疗严重危及生命且尚无有效治疗手段的疾病的药品、公共卫生方面急需的药品、应对重大突发公共卫生事件急需的疫苗或者国家卫生健康委员会认定急需的其他疫苗，可以申请附条件批准。

申请附条件批准的，申请人应当就附条件批准上市的条件和上市后继续完成的研究工作等与药品审评中心沟通交流，经沟通交流确认后提出药品上市许可申请。经审评，符合附条件批准要求的，在药品注册证书中载明附条件批准药品注册证书的有效期、上市后需要继续完成的研究工作及完成时限等相关事项。

（三）优先审评审批程序

药品上市许可申请时，以下具有明显临床价值的药品，可以申请适用优先审评审批程序：临床急需的短缺药品、防治重大传染病和罕见病等疾病的创新药和改良型新药；符合儿童生理特征的儿童用药品新品种、剂型和规格；疾病预防、控制急需的疫苗和创新疫苗；纳入突破性治疗药物程序的药品；符合附条件批准的药品；国家药品监督管理局规定其他优先审评审批的情形。

对纳入优先审评审批程序的药品上市许可申请，给予有关政策支持。

（四）特别审批程序

在发生突发公共卫生事件的威胁时，以及突发公共卫生事件发生后，国家药品监督管理局可以依法决定对突发公共卫生事件应急所需防治药品实行特别审批。

对实施特别审批的药品注册申请，国家药品监督管理局按照统一指挥、早期介入、快速高效、科学审批的原则，组织加快并同步开展药品注册受理、审评、核查、检验工作。特别审批的情形、程序、时限、要求等，按照药品特别审批程序规定执行。

对纳入特别审批程序的药品，可以根据疾病防控的特定需要，限定其在一定期限和范围内使用。

七、工作时限

药品监督管理部门收到药品注册申请后进行形式审查，应当在 5 日内做出受理、补正或者不予受理决定。

（一）药品注册审评时限

药品注册审评时限规定：药物临床试验申请、药物临床试验期间补充申请的审评审批时限为 60 日；药品上市许可申请审评时限为 200 日，其中优先审评审批程序的审评时限为 130 日，临床急需境外已上市罕见病用药优先审评审批程序的审评时限为 70 日；单独申报仿制境内已上市化学原料药的审评时限为 200 日；审批类变更的补充申请审评时限为 60 日，补充申请合并申报事项的，审评时限为 80 日，其中涉及临床试验研究数据审查、药品注册核查检验的审评时限为 200 日；药品通用名称核准时限为 30 日；非处方药适宜性审核时限为 30 日。关联审评时限与其关联药品制剂的审评时限一致。

（二）药品注册核查时限

药品审评中心应当在药品注册申请受理后 40 日内通知药品核查中心启动核查，并同时通知申请人；药品核查中心原则上在审评时限届满 40 日前完成药品注册生产现场核查，并将核查情况、核查结果等相关材料反馈至药品审评中心。

（三）药品注册检验时限

样品检验时限为 60 日，样品检验和标准复核同时进行的时限为 90 日；药品注册检验过程中补充资料时限为 30 日；药品检验机构原则上在审评时限届满 40 日前完成药品注册检验相关工作，并将药品标准复核意见和检验报告反馈至药品审评中心。

（四）药品再注册审查审批时限

药品再注册审查审批时限为 120 日。

行政审批决定应当在 20 日内做出。

药品监督管理部门应当自做出药品注册审批决定之日起 10 日内颁发、送达有关行政许可证件。

因品种特性及审评、核查、检验等工作遇到特殊情况确需延长时限的，延长的时限不得超过原时限的二分之一，经药品审评、核查、检验等相关技术机构负责人批准后，由延长时限的技术机构书面告知申请人，并通知其他相关技术机构。

第三节　药品生产管理

2010 年由国家药监部门公布的《药品生产质量管理规范》现已废止，《药品生产监督管理办法》已于 2020 年 1 月 15 日经国家市场监督管理总局第一次局务会议审议通过，自 2020 年 7 月 1 日起施行。

一、《药品生产监督管理办法》目的和依据

（一）目的

《药品生产监督管理办法》为加强药品生产监督管理，规范药品生产活动。

从事药品生产活动，应当遵守法律、法规、规章、标准和规范，保证全过程信息真实、准确、完整和可追溯。

（二）依据

根据《药品管理法》《中医药法》《疫苗管理法》《中华人民共和国行政许可法》《药品管理法实施条例》等法律、行政法规，制定《药品生产监督管理办法》。

二、生产许可

（一）药品生产条件

1. 人员　有依法经过资格认定的药学技术人员、工程技术人员及相应的技术工人，法定代表人、企业负责人、生产管理负责人（以下称生产负责人）、质量管理负责人（以下称质量负责人）、质量受权人及其他相关人员符合《药品管理法》《疫苗管理法》规定的条件；有能对所生产药品进行质量管理和质量检验的机构、人员。

2. 设施设备　有与药品生产相适应的厂房、设施、设备和卫生环境；有能对所生产药品进行质量管理和质量检验的必要的仪器设备。

3. 规章制度　有保证药品质量的规章制度，并符合药品生产质量管理规范要求。

4. 从事疫苗生产活动　还应当具备下列条件：具备适度规模和足够的产能储备；具有保证生物安全的制度和设施、设备；符合疾病预防、控制需要。

（二）药品生产许可证申领

1. 申请　从事制剂、原料药、中药饮片生产活动，申请人应当按照本办法和国家药品监督管理局规定的申报资料要求，向所在地省、自治区、直辖市药品监督管理部门提出申请。申请人应当对其申请材料全部内容的真实性负责。

2. 批复　省、自治区、直辖市药品监督管理部门收到申请后，应当根据情况分别做出处理，受理或者不予受理药品生产许可证申请的，应当出具加盖本部门专用印章和注明日期的受理通知书或者不予受理通知书。应当自受理之日起 30 日内，作出决定。

经审查符合规定的，予以批准，并自书面批准决定做出之日起 10 日内颁发药品生产许可证；不符合规定的，做出不予批准的书面决定，并说明理由。

省、自治区、直辖市药品监督管理部门按照药品生产质量管理规范等有关规定组织开展申报资料技术审查和评定、现场检查。

（三）药品生产许可证

1. 时效　药品生产许可证有效期为 5 年，分为正本和副本。药品生产许可证样式由国家药品监督管理局统一制定。药品生产许可证电子证书与纸质证书具有同等法律效力。

2. 内容　药品生产许可证应当载明许可证编号、分类码、企业名称、统一社会信用代码、住所（经营场所）、法定代表人、企业负责人、生产负责人、质量负责人、质量受权人、生产地址和生产范围、发证机关、发证日期、有效期限等项目。企业名称、统一社会信用代码、住所（经营场所）、法定代表人等项目应当与市场监督管理部门核发的营业执照中载明的相关内容一致。

3. 事项　分为许可事项和登记事项。许可事项是指生产地址和生产范围等。登记事项是指企业名称、住所（经营场所）、法定代表人、企业负责人、生产负责人、质量负责人、质量受权人等。

三、生产管理

（一）管理文件完备

按照国家药品标准、经药品监督管理部门核准的药品注册标准和生产工艺进行生产，按照规定提交并持续更新场地管理文件，对质量体系运行过程进行风险评估和持续改进，保证药品生产全过程持续符合法定要求。生产、检验等记录应当完整准确，不得编造和篡改。

疫苗上市许可持有人应当具备疫苗生产、检验必需的厂房设施设备，配备具有资质的管理人员，建立完善的质量管理体系，具备生产出符合注册要求疫苗的能力，超出疫苗生产能力确需委托生产的，应当经国家药品监督管理局批准。

应当遵守《药品生产质量管理规范》（GMP），建立健全药品生产质量管理体系，涵盖影响药品质量的所有因素，保证药品生产全过程持续符合法定要求。

（二）药品上市许可持有人职责

药品上市许可持有人应当建立药品质量保证体系，配备专门人员独立负责药品质量管理，对受托药品生产企业、药品经营企业的质量管理体系进行定期审核，监督其持续具备质量保证和控制能力。

应当每年对直接接触药品的工作人员进行健康检查并建立健康档案，避免患有传染病或者其他可能污染药品疾病的人员从事直接接触药品的生产活动。

应当开展风险评估、控制、验证、沟通、审核等质量管理活动，对已识别的风险及时采取有效的风险控制措施，以保证产品质量。

药品上市许可持有人为境外企业的，应当指定一家在中国境内的企业法人，履行《药品管理法》与相关规定的药品上市许可持有人的义务，并负责协调配合境外检查工作。

药品上市许可持有人的生产场地在境外的，应当按照《药品管理法》与本办法规定组织生产，配合境外检查工作。

（三）法定代表人、主要负责人职责

药品上市许可持有人的法定代表人、主要负责人应当对药品质量全面负责，履行药品质量管理、药品上市放行、监督质量管理体系正常运行，以及定期开展质量体系审核保证持续合规等相关职责。药品生产企业的法定代表人、主要负责人应当对本企业的药

品生产活动全面负责，履行相关职责，如配备专门质量负责人独立负责药品质量管理；配备专门质量受权人履行药品出厂放行责任；与药品质量有关的重大安全事件的应对；保证药品生产过程控制、质量控制，以及记录和数据真实性等。

（四）原料药、辅料、直接接触药品的包装材料和容器

从事药品生产活动，应当对使用的原料药、辅料、直接接触药品的包装材料和容器等相关物料供应商或者生产企业进行审核，保证购进、使用符合法规要求。

生产药品所需的原料、辅料，应当符合药用要求，以及相应的生产质量管理规范的有关要求。直接接触药品的包装材料和容器，应当符合药用要求，符合保障人体健康、安全的标准。

经批准或者通过关联审评审批的原料药、辅料、直接接触药品的包装材料和容器的生产企业，应当遵守国家药品监督管理局制定的质量管理规范及关联审评审批有关要求，确保质量保证体系持续合规，接受药品上市许可持有人的质量审核，接受药品监督管理部门的监督检查或者延伸检查。

（五）生产确认和实施

药品生产企业应当确定需进行的确认与验证，按照确认与验证计划实施。定期对设施、设备、生产工艺及清洁方法进行评估，确认其持续保持验证状态。

药品生产企业应当采取防止污染、交叉污染、混淆和差错的控制措施，定期检查评估控制措施的适用性和有效性，以确保药品达到规定的国家药品标准和药品注册标准，并符合药品生产质量管理规范要求。

（六）药品放行

1. 出厂放行　药品生产企业应当建立药品出厂放行规程，明确出厂放行的标准、条件，并对药品质量检验结果、关键生产记录和偏差控制情况进行审核，对药品进行质量检验。符合标准、条件的，经质量受权人签字后方可出厂放行。

2. 上市放行　药品上市许可持有人应当建立药品上市放行规程，对药品生产企业出厂放行的药品检验结果和放行文件进行审核，经质量授权人签字后方可上市放行。

中药饮片符合国家药品标准或者省、自治区、直辖市药品监督管理部门制定的炮制规范的，方可出厂、销售。

（七）药物警戒

药品上市许可持有人应当建立药物警戒体系，按照国家药品监督管理局制定的药物警戒质量管理规范开展药物警戒工作。药品上市许可持有人、药品生产企业应当经常考察本单位的药品质量、疗效和不良反应。发现疑似不良反应的，应当及时按照要求报告。

（八）委托生产

药品上市许可持有人委托生产药品的，应当符合药品管理的有关规定。

药品上市许可持有人委托符合条件的药品生产企业生产药品的，应当对受托方的质量保证能力和风险管理能力进行评估，根据国家药品监督管理局制定的药品委托生产质量协议指南要求，与其签订质量协议及委托协议，监督受托方履行有关协议约定的义务。

受托方不得将接受委托生产的药品再次委托第三方生产。

经批准或者通过关联审评审批的原料药应当自行生产，不得再委托他人生产。

四、监督检查

（一）主体

监督检查主体为省、自治区、直辖市药品监督管理部门，负责对本行政区域内药品上市许可持有人，以及制剂、化学原料药、中药饮片生产企业进行监督管理。

（二）职责

省、自治区、直辖市药品监督管理部门对原料、辅料、直接接触药品的包装材料和容器等供应商、生产企业开展日常监督检查，必要时开展延伸检查。

药品监督管理部门应当建立健全职业化、专业化检查员制度，明确检查员的资格标准、检查职责、分级管理、能力培训、行为规范、绩效评价和退出程序等规定，提升检查员的专业素质和工作水平。检查员应当熟悉药品法律法规，具备药品专业知识。

药品监督管理部门应当根据监管事权、药品产业规模及检查任务等，配备充足的检查员队伍，保障检查工作需要。有疫苗等高风险药品生产企业的地区，还应当配备相应数量的具有疫苗等高风险药品检查技能和经验的药品检查员。

省、自治区、直辖市药品监督管理部门根据监管需要，对持有药品生产许可证的药品上市许可申请人及其受托生产企业，按相应要求进行上市前的《药品生产质量管理规范》符合性检查。

（三）主要内容

监督检查包括许可检查、常规检查、有因检查和其他检查。

药品生产监督检查的主要内容包括：药品上市许可持有人、药品生产企业执行有关法律法规，以及实施《药品生产质量管理规范》《药物警戒质量管理规范》等；药品生产活动是否与药品品种档案载明的相关内容一致；疫苗储存、运输管理规范执行情况；药品委托生产质量协议及委托协议；风险管理计划实施情况；变更管理情况。

本章小结

为规范药品注册行为，保证药品的安全、有效和质量可控，相关法律、行政法规，国家有关部门制定了《药品注册管理办法》，在中华人民共和国境内以药品上市为目的，从事药品研制、注册及监督管理活动，都应适用《药品注册管理办法》。为加强药品生产监督管理，规范药品生产活动，国家有关部门制定了《药品生产监督管理办法》。从事药品生产活动，应当遵守法律法规、规章、标准和规范，保证全过程信息真实、准确、完整和可追溯。

药品注册需要对药品的药理、毒理、临床进行相关研究，符合要求方可依规进行注册。药品生产需要有符合生产的场地、设备、管理制度、管理人员、生产技术人员，并按生产计划方案严格实施。仿制药应当与参比制剂质量和疗效一致。药品加快上市注册程序包括突破性治疗药物程序、附条件批准程序、优先审评审批程序、特别审批程序。

省、自治区、直辖市药品监督管理部门负责对本行政区域内药品上市许可持有人，以及制剂、化学原料药、中药饮片生产企业进行监督管理。

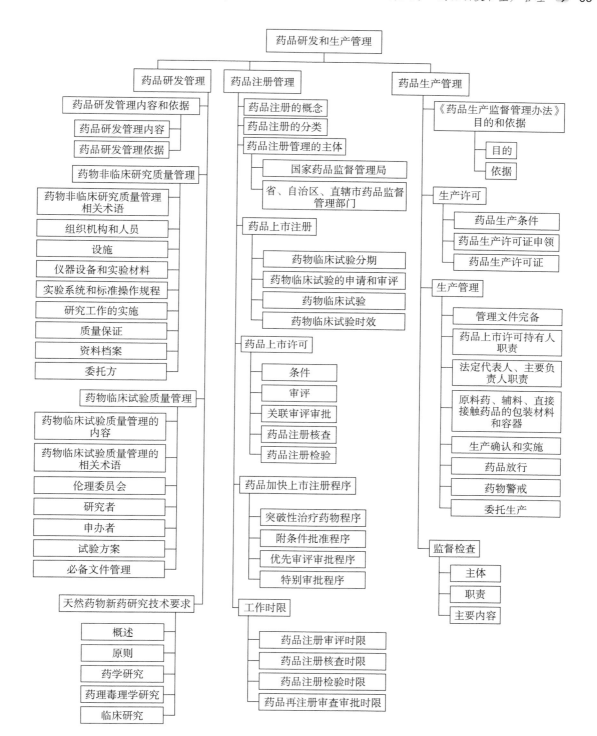

第五章　药品经营管理 ▷▷▷▷

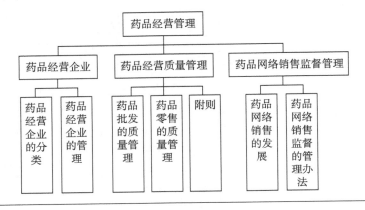

第一节　药品经营企业

药品经营质量管理是保障药品质量安全的重要环节之一。药品经营质量的管理依据《药品经营质量管理规范》开展，通过对药品经营者的行为规范，保障人体用药安全、有效。药品经营质量管理主要责任在药品经营企业，管理的依据是相关的法律法规，管理的核心是保障药品质量安全。

一、药品经营企业的分类

药品经营企业的分类可以按不同的分类依据进行，下面主要介绍按企业划分标准、所有制形式、经济类型进行的分类。

（一）按企业划分标准分类

按企业划分标准分类，药品经营企业可以分为批发企业和零售企业。

药品批发是指药品上市许可持有人、药品经营企业，将药品销售给符合购进药品资质的药品上市许可持有人、药品生产企业、药品经营企业、药品使用单位的药品经营方式。

药品零售是指药品上市许可持有人、药品经营企业，将药品直接销售给个人消费者的药品经营方式。我国药品零售组织有零售药房和医疗机构药房，零售药房的形式有零售药店、药品零售连锁企业。

药品零售连锁企业，是指在同一总部的管理下，使用统一商号的若干个门店，采取统一采购配送、统一质量标准、采购与销售分离、实行规模化管理经营的组织形式。该企业一般由总部、配送中心（或不设配送中心）和门店组成。总部是连锁企业的管理机构，负责整个企业的经营管理；配送中心负责药品购进验收、储存养护和物流配送；门店根据直营连锁或加盟连锁方式，分为直营门店和加盟门店，门店承担日常零售业务，将药品直接销售给消费者。没有设置配送中心的，其药品配送工作委托给符合条件的药品批发企业进行配送。

（二）按所有制形式分类

随着社会主义市场经济体制的逐步建立，企业改革进一步深化，依据《中华人民共和国公司法》《中华人民共和国合伙企业法》《中华人民共和国独资企业法》，我国企业法定分类主要有独资企业、合伙企业、公司。药品经营企业可分为独资企业、合伙企业、公司。

（三）按照经济类型分类

根据《宪法》和有关法律法规，我国目前有国有经济、集体所有制经济、私营经济、联营经济、股份制经济、涉外经济等经济类型，从而使我国企业立法的模式也是按经济类型来制定的，形成了按经济类型来确定企业法定种类的特殊情况。企业可分为国有企业、集体所有制企业、私营企业、股份制企业、联营企业、外商投资企业、港澳台投资企业、股份合作企业。

二、药品经营企业的管理

药品经营企业的药品质量管理与药品安全性直接关联，是保障药品质量安全的重要环节。国家对药品质量的管理依据《药品管理法》相关规定。

（一）从事药品经营活动的条件

药品经营企业应当具备以下条件：一是有依法经过资格认证的药师或其他药学技术人员；二是有与所经营药品相适应的营业场所、设备、仓储设施和卫生环境；三是有与所经营药品相适应的质量管理机构或人员；四是有保证药品质量的规章制度，并符合国务院药品监督管理部门制定的《药品经营质量管理规范》的相关要求。

（二）从事药品经营活动的要求

从事药品批发活动，应当经所在省、自治区、直辖市人民政府药品监督管理部门批准，取得《药品经营许可证》。从事药品零售活动，应当经所在地县级以上地方人民政府药品监督管理部门批准，取得《药品经营许可证》。药品经营必须遵守《药品经营质量管理规范》。药品上市许可持有人从事药品零售活动的，也应当取得《药品经营许可证》。

应当按照国家药品监督管理局制定的统一药品追溯标准和规范，建立并实施药品追溯制度，按照规定提供追溯信息，保证药品可追溯。

(三)《药品经营许可证》的管理

《药品经营许可证》包括正本和副本（具有同等法律效力），有效期 5 年。《药品经营许可证》正本和副本式样、编号方法，由国家药品监督管理局统一制定。《药品经营许可证》的正本应置于企业经营场所的醒目位置。《药品经营许可证》应当载明企业名称、法定代表人或企业负责人姓名、经营方式、经营范围、注册地址、仓库地址、证号、流水号、发证机关、发证日期、有效期限等项目。

1.《药品经营许可证》的申领条件　包括药品批发和药品零售经营许可证的申领。

（1）药品批发《药品经营许可证》的申领条件　从事药品批发活动，符合合理布局的要求，并符合以下设置标准：①具有保证所经营药品质量的规章制度。②企业、企业法定代表人或企业负责人、质量管理负责人无违反《中华人民共和国药品管理法》规定的情形。③具有与经营规模相适应的一定数量的执业药师；质量管理负责人具有大学以上学历，且必须是执业药师。④具有能够保证药品储存质量要求的，与其经营品种和规模相适应的常温库、阴凉库、冷库。⑤具有独立的计算机管理信息系统，能覆盖企业内药品的购进、储存、销售，以及经营和质量控制的全过程。⑥具有符合《药品经营质量管理规范》要求的药品营业场所及辅助办公用房，以及仓库管理、仓库内药品质量安全保障和进出库、在库储存与养护方面的条件，可以申请领取《药品经营许可证》。

（2）药品零售《药品经营许可证》的申领条件　从事药品零售活动，应符合当地常住人口数量、地域、交通状况和实际需要的要求，符合方便群众购药的原则，并符合以下设置规定：①具有保证所经营药品质量的规章制度。②具有依法经过资格认定的药学技术人员；经营处方药、甲类非处方药的药品零售企业，必须配有执业药师或者其他依法经过资格认定的药学技术人员。③企业、企业法定代表人、企业负责人、质量负责人无违反《中华人民共和国药品管理法》规定情形的。④具有与所经营药品相适应的营业场所、设备、仓储设施及卫生环境。在超市等其他商业企业内设立零售药店的，必须具有独立的区域；具有能够配备满足当地消费者所需药品的能力，并能保证 24 小时供应。

2.《药品经营许可证》的申领程序　申领《药品经营许可证》可以通过网络或线下办理，药品监督管理部门接收来自申领人的申请，进入受理、审查、决定、制证、送达的流程。审查不符的在规定时间内予以不许可信息反馈。

3.《药品经营许可证》的变更和换发　变更分为许可事项变更和登记事项变更。许可事项变更是指经营方式、经营范围、注册地址、仓库地址（包括增减仓库）、企业法定代表人或负责人及质量负责人的变更。登记事项变更是指上述事项以外的其他事项的变更。登记事项变更后，应由原发证机关在《药品经营许可证》副本上记录变更的内容和时间，并按变更后的内容重新核发《药品经营许可证》正本，收回原《药品经营许可证》正本。变更后的《药品经营许可证》有效期不变。

《药品经营许可证》有效期届满，需继续经营药品的，持证企业应在有效期届满前6个月内，向原发证机关申请换发《药品经营许可证》。原发证机关按规定的申办条件进行审查，符合条件的，收回原证并换发新证。不符合条件的，可限期3个月进行整改，整改后仍不符合条件的，注销原《药品经营许可证》。《药品经营许可证》的变更与换发也可以网上办理。

第二节　药品经营质量管理

药品经营质量管理是依据《药品经营质量管理规范》（GSP）开展的，通过对药品经营企业的药品采购、储存、销售、运输等环节采取有效的质量控制措施，确保药品质量，并按照国家有关要求建立药品追溯系统，实现药品可追溯。坚持诚实守信，依法经营。禁止任何虚假、欺骗行为。

一、药品批发的质量管理

GSP 对药品批发的质量管理从质量管理体系、组织机构与质量管理职责、人员与培训、质量管理体系文件、设施与设备、校准与验证、计算机系统、采购、收货与验收、储存与养护、销售、出库、运输与配送、售后管理进行了规定。充分体现了全面质量管理和过程管理理念在药品批发质量管理中的指导作用。

（一）质量管理体系

建立质量管理体系，确定质量方针，制定质量管理体系文件，开展质量策划、质量控制、质量保证、质量改进和质量风险管理等活动。企业全员参与质量管理。各部门、岗位人员正确理解并履行职责，承担相应质量责任。

（二）组织机构与质量管理职责

经营活动和质量管理相适应的组织机构或者岗位，明确规定其职责、权限及相互关系。强调企业负责人是药品质量的主要责任人，企业质量负责人由高层管理人员担任，质量管理部门应当履行相应的职责。

（三）人员与培训

针对企业负责人、质量负责人、企业质量管理部门负责人的知识水平、专业素养等进行规范，对质量管理、验收及养护等岗位人员业务水平、岗位知识、法律法规等培训要求进行规范，对直接接触药品的人员还需进行相应的健康检查。

（四）质量管理体系文件

质量管理体系文件应当符合企业实际，文件包括质量管理制度、部门及岗位职责、操作规程、档案、报告、记录和凭证等。药品采购、收货、验收、储存、养护、销售、出库复核、运输等环节及计算机系统的操作规程。做好经营活动的相关记录，保证可追溯。记录及凭证应当至少保存五年。疫苗、特殊管理的药品记录及凭证按相关规定保存。

（五）设施与设备

具有与其药品经营范围、经营规模相适应的经营场所和库房。从库房选址、设计再到内外环境及其内部设备的配备进行了规范，对储存、运输的设施设备及其使用环境条件进行了规范。

（六）校准与验证

对计量器具、温湿度监测设备等，按国家相关标准定期对其进行校准或者检定。对冷库、储运温湿度监测系统及冷藏运输等设施设备的验证，实施相关验证管理制度。

（七）计算机系统

符合经营全过程管理及质量控制要求的计算机系统，实现药品可追溯。

计算机系统应符合规范的要求，保证数据原始、真实、准确、安全和可追溯，数据备份并安全保存。

（八）采购

对企业的采购活动进行规范，包括供货单位、购入药品、供货销售人员、质量保证协议等。采购药品要建立采购记录，采购时应向供货单位索取记录完整的发票。发生灾情、疫情、突发事件或者临床紧急救治等特殊情况，建立专门的采购记录，保证有效的质量跟踪和追溯。采购特殊管理的药品，应当严格按照国家有关规定进行。

（九）收货与验收

对到货药品逐批进行收货（票、账、货相符）、验收（冷藏、冷冻药品应当在冷库内待验），防止不合格药品入库。验收药品应当按照药品批号，查验同批号的检验报告书。对每次到货的药品进行逐批抽样验收，抽取的样品应当具有代表性。特殊管理的药品应当按照相关规定在专库或者专区内验收。做好验收记录，验收不合格不得入库，并注明不合格事项及处置措施。对直调药品，应当建立专门的验收记录。

（十）储存与养护

根据药品的质量特性对药品进行合理储存，并符合相关要求。养护应当根据库房条件、外部环境、药品质量特性等进行。用计算机系统对库存药品的有效期进行自动跟踪和控制。立即停售质量可疑的药品，并在计算机系统中锁定，同时报告质量管理部门确认。对存在质量问题的药品要采取相应措施。库存药品要定期盘点。

（十一）销售

企业将相应范围的药品销售给合法的购货单位，并如实开具发票。对直调的药品，应当建立专门的销售记录。特殊管理的药品及国家有专门管理要求的药品，应当严格按照国家有关规定执行。

（十二）出库

对照销售记录进行复核后方可出库。有异常情况不得出库，并报告质量管理部门处理。出库复核应当建立记录，特殊管理的药品出库按规定复核。由专人负责冷藏、冷冻药品的装箱、装车等作业。

（十三）运输与配送

保证运输过程中的药品质量与安全。对运输条件、运输工具、搬运装卸、温湿度等进行管理和控制。委托运输的应当与承运方签订运输协议，明确药品质量责任、遵守运输操作规程和在途时限等内容。对特殊管理药品的运输，应当符合国家有关规定。

（十四）售后管理

保证退货环节药品的质量和安全，防止混入假冒药品。制定投诉管理操作规程，配备专职或者兼职人员负责售后投诉管理，及时将投诉及处理结果等信息记入档案。发现已售出药品有严重的质量问题，应当立即通知购货单位停售、追回并做好记录，同时向食品药品监督管理部门报告。协助药品生产企业履行召回义务，配备专职或者兼职人员承担药品不良反应监测和报告工作。

二、药品零售的质量管理

（一）质量管理

质量管理符合企业经营条件（组织机构、人员、设施设备、质量管理文件），并按照规定配置计算机系统。

（二）人员管理

人员管理包括：企业负责人、质量管理人员的药品质量责任；从事药品经营和质量管理工作的人员知识、能力等方面的要求，并对有关法律法规、药品专业知识与技能的岗前培训和继续教育进行规范；药品销售人员的行为规范、健康要求等。

（三）文件管理

文件管理包括：制定符合企业实际的质量管理文件，采取各项措施确保各岗位人员正确理解质量管理文件的内容，保证质量管理文件有效执行；对药品零售质量管理制度的内容进行严格规定；明确各自职责，规范药品零售操作规程；做好药品全流程的记录，保存好记录和凭证不少于五年；计算机系统通过授权及密码进行管理工作，电子记录安全、可靠，方式为定期备份。

（四）设施与设备管理

设施与设备管理包括：营业场所应适应药品经营范围、经营规模，保证药品免受室外环境的影响，配备必需的营业设备；建立需要的计算机系统，并满足药品追溯的要求；达到设置库房的规定、仓库的设施设备要求；特殊管理的药品按国家规定储存，中药饮片的储存要有专用库房；对计量器具、温湿度监测设备等定期进行校准或者检定。

（五）采购与验收管理

采购与验收管理包括：对企业的采购活动进行规范，包括供货单位、购入药品、供货销售人员、质量保证协议等；采购药品要建立采购记录，采购时应向供货单位索取记录完整的发票；发生灾情、疫情、突发事件或者临床紧急救治等特殊情况，建立专门的采购记录，保证有效的质量跟踪和追溯；采购特殊管理的药品，应当严格按照国家有关规定进行。收货人员应当按采购记录，对照供货单位的随货同行单（票）核实药品实物，做到票、账、货相符；对到货药品逐批进行验收，并做好记录；特殊管理的药品应当按照相关规定进行验收；合格的药品应当及时入库或者上架，不合格的药品不得入库或者上架，并报告质量管理人员处理。

（六）陈列与储存管理

陈列与储存管理包括：营业场所温度的监测和调控，以使营业场所的温度符合常温要求；定期进行卫生检查，保持环境整洁；药品的陈列应当符合处方药、非处方药分类陈列的要求，外用药与其他药品分开摆放的要求，以及特殊管理药品、中药饮片、需冷藏药品的存储应符合相关规范等；经营非药品应当设置专区，与药品区域明显隔离，并有醒目标志；定期对陈列、存放的药品进行检查，对药品的有效期进行跟踪管理；设置库房的，药品储存与养护管理符合相应要求。

（七）销售管理

销售管理包括：营业场所显著位置悬挂《药品经营许可证》《营业执照》《执业药师注册证》等；营业人员佩戴工作牌，在岗执业的执业药师挂牌明示；严格执行药品销售的要求，如特殊管理的药品和处方药销售、药品拆零销售、中药饮片销售等的规定；做好销售记录。药品广告宣传要符合《中华人民共和国广告法》。

（八）售后管理

售后管理包括：除药品质量原因外，药品一经售出，不得退换；在营业场所公布药品监督管理部门的监督电话，设置顾客意见簿，及时处理顾客对药品质量的投诉；收集、报告药品不良反应信息；发现已售出药品有严重质量问题，及时采取措施追回药品并做好记录，同时向药品监督管理部门报告；协助药品生产企业履行召回义务，并建立药品召回记录。

三、附则

附则对术语进行了界定，规范相应术语的含义。对企业信息化管理、药品储运温湿度自动监测、药品验收管理、药品冷链物流管理、零售连锁管理等具体要求，由国家药品监督管理局以附录方式另行制定。

药品零售连锁企业总部的管理应当符合本规范药品批发企业相关规定，门店的管理应当符合本规范药品零售企业相关规定。麻醉药品、精神药品、药品类易制毒化学品的追溯应当符合国家有关规定。

医疗机构药房和计划生育技术服务机构的药品采购、储存、养护等质量管理规范由国家药品监督管理局与相关主管部门另行制定。互联网销售药品的质量管理规定由国家药品监督管理局另行制定。

第三节　药品网络销售监督管理

随着科技的发展，互联网药品经营成为人们获得药品的快捷便利的方式，为保障人们网络购药的安全，必须对互联网药品经营进行严格管理。

一、药品网络销售的发展

（一）开放互联网药品信息服务

2004 年 7 月 8 日，国家食品药品监督管理局发布《互联网药品信息服务管理办法》，互联网药品信息服务分为经营性服务和非经营性服务两类。企业必须经相关部门审核同意，并取得提供互联网药品信息服务的资质，才能开展互联网药品信息服务。

（二）开放互联网药品交易服务

药品电子商务正式进入药品流通体系的标志是《互联网药品交易服务审批暂行规定》的施行。2005 年 9 月 29 日，国家食品药品监督管理局发布《互联网药品交易服务审批暂行规定》，企业经过审查验收并取得互联网药品交易服务机构的资格证书，可以从事互联网药品交易服务。

(三) 开放互联网药品销售

2011 年，商务部提出"鼓励经营规范的零售连锁企业发展网络药店"的政策导向。

2013 年，国家食品药品监督管理总局发布《关于加强互联网药品销售管理的通知》，规定不得通过互联网向个人消费者销售含麻黄碱类复方制剂，要求药品零售连锁企业通过药品交易网站只能销售非处方药，一律不得在网站交易相关页面展示和销售处方药。

2019 年新修定的《药品管理法》，对药品上市许可持有人、药品经营企业通过网络销售药品作出了规定，要求"线上和线下一致"；同时，国家药品监督管理局已建立起全国统一的药品网络销售监测系统，初步实现"以网管网"，对监测发现的违法违规行为进行分类处置。

2021 年 4 月，国务院办公厅发布《关于服务"六稳""六保"进一步做好"放管服"改革有关工作的意见》，提出在确保电子处方来源真实可靠的前提下，允许网络销售除国家实行特殊管理的药品以外的处方药。

二、药品网络销售监督的管理办法

为加强药品网络销售监督管理，规范药品网络销售行为，原国家食品药品监督管理总局研究起草了《药品网络销售监督管理办法（征求意见稿）》。根据新修定《药品管理法》，国家药品监督管理局对《药品网络销售监督管理办法（征求意见稿）》作了修改。按照工作要求，于 2020 年 11 月 13 日在网站挂网再次公开征求意见。2022 年 8 月 3 日，国家市场监督管理总局公布《药品网络销售监督管理办法》，自 2022 年 12 月 1 日起施行，该管理办法是为保障公众用药安全、对药品网络销售和药品网络交易服务行为进行规范。

(一) 监督管理

1. 监管主体 我国药品网络销售监督管理的主体按行政层级分类，有国家药品监督管理部门、省级药品监督管理部门、县级以上地方负责药品监督管理的部门。

2. 监管职责 国家药品监督管理局负责指导全国药品网络销售、药品网络交易服务的监督管理。省级药品监督管理部门负责药品网络交易第三方平台的监督管理。县级以上地方负责药品监督管理的部门按照职责分工，负责本行政区域内药品网络销售的监督管理。

负责药品监督管理的部门应当加强部门协作，充分发挥行业组织等机构的作用，推进诚信体系建设，促进社会共治。

3. 企业义务 从事药品网络销售、提供药品网络交易第三方平台服务，应当具备相应资质或者条件，遵守药品法规，依法诚信经营，保障药品质量安全。采取有效措施，保障资料和数据真实、完整和交易信息可追溯。

4. 药品网络交易监测 国家药品监督管理局组织建立国家药品网络交易监测平台。

县级以上地方负责药品监督管理部门应当依职责对监测发现的违法违规行为，及时组织调查处置。

5. 管辖权　对药品网络销售者违法行为的查处，由其所在地县级以上地方负责药品监督管理的部门按职责分工负责；对第三方平台违法行为的查处，由其所在地省级药品监督管理部门负责；对发生药品网络销售违法行为的网站，由药品监督管理部门通报互联网信息主管部门。

6. 部门数据共享　药品监督管理部门应当与公安机关、互联网信息主管部门等合作，加强对药品网络销售和药品网络交易服务的监督检查，实现监管部门之间数据共享。

（二）网络经营管理

1. 药品网络销售管理　包括药品网络销售的销售者、销售范围、第三方平台义务和责任等。

（1）药品网络销售者　药品网络销售者包括药品上市许可持有人（以下简称持有人）和药品经营企业。

中药饮片生产企业销售其生产的中药饮片，应由持有人进行管理。

（2）销售范围和处方药销售　规定其销售不得超出企业经营方式和药品经营范围。药品网络销售者为持有人的，仅能销售其持有批准文号的药品。不能从事网络销售者，一是没有取得药品零售资质的，不得向个人销售药品；二是疫苗、血液制品、麻醉药品、精神药品、医疗用毒性药品、放射性药品、药品类易制毒化学品等国家实行特殊管理的药品，不得通过网络销售。

药品零售企业通过网络销售药品的，处方药和甲类非处方药不可以作为买药品赠药品向公众赠送。

药品零售企业通过网络销售处方药的，应当确保电子处方来源真实、可靠，并按照有关要求进行处方调剂审核，对已使用的处方进行电子标记。

（3）销售者义务　依法经营，制定安全管理制度、配送管理制度、投诉举报处理制度、药品不良反应监测报告制度、在线药学服务制度，以及协助持有人履行药品召回义务等。

销售者应积极配合药品监督管理部门的监督检查，在信息查询、数据提取等方面提供技术支持。

（4）技术要求、报告要求、记录保存要求　内容如下。

1）技术要求：可以通过自建网站、网络客户端应用程序、第三方平台或者以其他形式依托相关网络服务商，自建网上店铺开展药品网络销售。具有满足业务开展要求的应用软件、网络安全措施和相关数据库。

2）报告要求：药品网络销售者应当将企业名称或者持有人名称、法定代表人、主要负责人、统一社会信用代码、网站名称或者网络客户端应用程序名、网站域名、药品生产许可证或者药品经营许可证编号等信息向药品监督管理部门报告。药品网络销售者为持有人的，还应当提交药品批准文号信息；药品零售企业通过网络销售处方药的，还应当提交确保电子处方来源真实、可靠的证明材料。

药品网络销售者为持有人或者药品批发企业的，应当向省级药品监督管理部门报告。药品网络销售者为药品零售企业的，应当向设区的市级负责药品监督管理的部门报告。省级药品监督管理部门和市级负责药品监督管理部门应当及时将报告信息公示。

3）记录保存要求：向个人销售药品的，应当按规定出具销售凭证（可以以电子化形式出具）。完整保存供货企业资质证明文件、购销记录、电子订单、在线药学服务等记录，销售处方药的应保存电子处方记录。相关记录保存期限不得少于 5 年，且不少于药品有效期后 1 年。

（5）信息展示　内容如下。

1）资质信息展示：网站首页或者经营活动的主页面醒目位置，清晰展示相关资质证明文件和联系方式。药品零售企业应展示所配备执业药师的执业药师注册证。

2）药品信息展示：展示的药品信息应当真实准确、合法有效，注明药品批准文号。具备网络销售处方药条件的药品零售企业，可以向公众展示处方药信息，并应突出显示"处方药须凭处方在执业药师指导下购买和使用"等风险警示信息。其他药品零售企业不得通过网络发布处方药销售信息。

（6）配送质量管理　选择适宜的运输工具和温控方式，确保运输过程符合要求、配送活动全程可追溯。委托配送的，药品网络销售者应当对受托企业的质量管理体系进行审核，并与受托企业签订质量协议，确保落实药品经营质量管理规范的具体规定。

（7）风险管理　对存在质量问题或者安全隐患的药品，应当采取停止销售、召回或者追回等措施，并及时在网站或者经营活动主页面发布相应信息。

2. 第三方平台管理　包括平台的义务、责任等内容。

（1）平台义务　第三方平台应当符合国家药品监督管理及网络交易管理的法律法规和规章等相关要求，具备法人组织或非法人组织资格，具有满足业务开展要求的应用软件、网络安全措施和相关数据库，平台具有网络查询、生成订单、网络支付、配送管理等交易服务功能。要制定实施保证药品质量安全的制度、管理机构、配送质量管理制度，制定交易记录保存、投诉管理和争议解决、药品不良反应信息收集等制度。

第三方平台应当按照药品监督管理部门监督检查和网络监测工作要求，提供所需的技术配合，如实提供经营活动相关数据。

（2）平台备案、资质信息展示　向省级药品监督管理部门备案，取得备案凭证。在平台首页清晰展示相关资质证明文件、备案凭证、联系方式、投诉举报方式等相关信息。

（3）平台责任　内容如下。

1）平台审查：对申请入驻的药品网络销售者资质进行审查，建立登记档案并及时定期核实、更新药品网络销售资质信息。

2）平台检查：建立检查制度，对发布的药品信息进行检查，对交易行为进行监督，对发现的问题主动制止，涉及药品质量安全的重大问题及时报告药品监督管理部门。

3）记录保存：应当保存药品展示信息、交易记录、销售凭证、评价与投诉举报信息。保存期限应当不少于 3 年，且不少于药品有效期后 1 年。采取电子签名、数据备份、故障恢复等技术手段，确保资料、信息和数据的真实、完整和安全，并为入驻的药品网络销售者自行保存上述数据提供便利。

4）平台禁止情形：发现入驻的药品网络销售者有违法违规行为的，应当及时制止并立即向所在地县级药品监督管理部门报告。对违反药品经营管理规范的行为，平台禁止提供网络交易服务。

5）投诉举报处理：第三方平台接到投诉举报的，应当及时处理。

本章小结

药品经营管理是依据《药品管理法》《药品经营质量管理规范》，针对药品经营企业实施的保障药品经营质量进行的监督管理。按国家企业划分标准的分类法，药品经营企业可分为批发企业和零售企业。药品批发和药品零售是药品经营的方式，主要体现在药品经营企业的药品经营许可方面。《药品经营质量管理规范》规范了药品经营企业的药品采购、储存、销售、运输等环节需采取有效的质量控制措施，确保药品质量，并按照国家有关要求建立药品追溯系统，实现药品可追溯。随着科技的发展，互联网药品经营成为百姓获得药品的快捷便利方式，从开放互联网药品信息服务，到互联网药品交易服务，再到互联网药品销售的开放，为保障百姓网络购药的安全，国家药品监管部门对互联网药品经营进行严格管理。

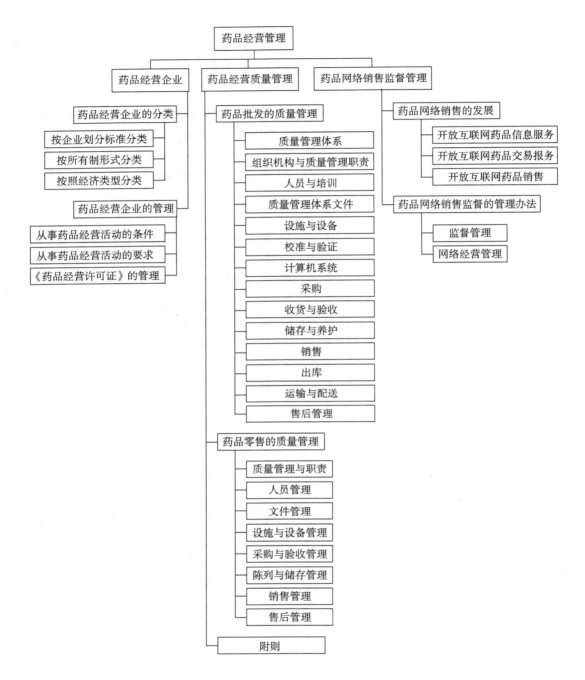

第六章　医疗机构药事管理 ▷▷▷▷

学习目的

　　学习了解和掌握医疗机构药事管理的内容、方法；培养识别医疗机构药事管理关键节点、关键路线的能力；提升在医疗机构开展药事管理的综合素养。

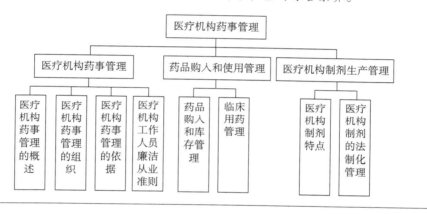

第一节　医疗机构药事管理

　　做好医疗机构药事管理是保障大众用药安全的重要内容。根据任务和功能的不同，为了便于评审采取的分类方式，将我国医疗机构分为三级十等，不同等级的医疗机构，其用药范围、数量大不相同，按等级制定相应的规范更有针对性、可行性及实用性。

一、医疗机构药事管理的概述

　　医疗机构药事（pharmacy affairs of medical institutions）是指医疗机构以患者为中心，以临床药学为基础，对临床用药全过程进行有效的组织实施和管理，促进临床科学、合理用药的药学技术服务和相关的药品管理工作。本章仅对医疗机构药品质量安全有关工作进行讨论。

　　医疗机构应当配备依法经过资格认定的药师或者其他药学技术人员，负责本单位的药品管理、处方审核和调配、合理用药指导等工作。非药学技术人员不得直接从事药剂技术工作。

二、医疗机构药事管理的组织

（一）组织构成

三级医院设置药学部，并可根据实际情况设置二级科室；二级医院设置药剂科；其他医疗机构设置药房。

二级以上医院应当设立药事管理与药物治疗学委员会，其他医疗机构应当成立药事管理与药物治疗学组。

医疗机构负责人任药事管理与药物治疗学委员会（组）主任委员，药学和医务部门负责人任药事管理与药物治疗学委员会（组）副主任委员。药事管理与药物治疗学委员会委员由具有高级技术职务任职资格的药学、临床医学、护理和医院感染管理、医疗行政管理等人员组成。药事管理与药物治疗学组的医疗机构由药学、医务、护理、医院感染、临床科室等部门负责人和具有药师、医师以上专业技术职务任职资格人员组成。建立健全相应工作制度，日常工作由药学部门负责。

（二）组织职责

贯彻执行医疗卫生及药事管理等有关法律、法规、规章。审核制定本机构药事管理和药学工作的规章制度，并监督实施；制定本机构药品处方集和基本用药的供应目录；推动与药物治疗相关的临床诊疗指南和药物临床应用指导原则的制定与实施，监测、评估本机构药物使用情况，提出干预和改进措施，指导临床合理用药；分析、评估用药风险和药品不良反应、药品损害事件，并提供咨询与指导；建立药品遴选制度，审核本机构临床科室申请的新购入药品、调整药品品种或者供应企业和申报医院制剂等事宜；监督、指导麻醉药品、精神药品、医疗用毒性药品及放射性药品的临床使用与规范化管理；对医务人员进行有关药事管理法律、法规、规章制度和合理用药知识教育培训；向公众宣传安全用药知识。

药学部门具体负责药品管理、药学专业技术服务和药事管理工作，开展以患者为中心，以合理用药为核心的临床药学工作，组织药师参与临床药物治疗，提供药学专业技术服务。

三、医疗机构药事管理的依据

医疗机构药事管理依据包括《药品管理法》《医疗机构管理条例》《麻醉药品和精神药品管理条例》《医疗机构药事管理规定》《医疗机构制剂注册管理办法》《医疗机构制剂配制质量管理规范》等相关法律、法规。

四、医疗机构工作人员廉洁从业准则

2021 年 11 月 16 日，国家卫生健康委员会同国家医疗保障局、国家中医药管理局发布《关于印发医疗机构工作人员廉洁从业九项准则的通知》，要求严格落实主体责任、深入开展学习培训、切实加强督查落实、坚决查处违规行为、强化刚性约束考核。医疗机构工作人员廉洁从业九项准则内容：

1. 合法按劳取酬，不接受商业提成 依法依规按劳取酬。严禁利用执业之便开单提成；严禁以商业目的进行统方；除就诊医院所在医联体的其他医疗机构，以及被纳入医保"双通道"管理的定点零售药店外，严禁安排患者到其他指定地点购买医药耗材等产品；严禁向患者推销商品或服务并从中牟取私利；严禁接受互联网企业与开处方配药有关的费用。

2. 严守诚信原则，不参与欺诈骗保 依法依规合理使用医疗保障基金，遵守医保协议管理，向医保患者告知提供的医药服务是否在医保规定的支付范围内；严禁诱导、协助他人冒名或者虚假就医、购药、提供虚假证明材料、串通他人虚开费用单据等手段骗取、套取医疗保障基金。

3. 依据规范行医，不实施过度诊疗 严格执行各项规章制度，在诊疗活动中应当向患者说明病情、医疗措施。严禁以单纯增加医疗机构收入或牟取私利为目的过度治疗和过度检查，给患者增加不必要的风险和费用负担。

4. 遵守工作规程，不违规接受捐赠 依法依规接受捐赠。严禁医疗机构工作人员以个人名义，或者假借单位名义接受利益相关者的捐赠资助，并据此区别对待患者。

5. 恪守保密准则，不泄露患者隐私 确保患者院内信息安全；严禁违规收集、使用、加工、传输、透露、买卖患者在医疗机构内所提供的个人资料、产生的医疗信息。

6. 服从诊疗需要，不牟利转介患者 客观公正合理地根据患者需要提供医学信息、运用医疗资源。除因需要在医联体内正常转诊外，严禁以牟取个人利益为目的，经由网上或线下途径介绍、引导患者到指定医疗机构就诊。

7. 维护诊疗秩序，不破坏就医公平 坚持平等原则，共建公平就医环境。严禁利用号源、床源、紧缺药品耗材等医疗资源或者检查、手术等诊疗安排收受好处。

8. 共建和谐关系，不收受患方红包 恪守医德，严格自律。严禁索取或者收受患者及其亲友的礼品、礼金、消费卡和有价证券、股权、其他金融产品等财物；严禁参加其安排、组织或者支付费用的宴请或者旅游、健身、娱乐等活动安排。

9. 恪守交往底线，不收受企业回扣 遵纪守法，廉洁从业。严禁接受药品、医疗设备、医疗器械、医用卫生材料等医疗产品生产、经营企业或者经销人员以任何名义、形式给予的回扣；严禁参加其安排、组织或者支付费用的宴请或者旅游、健身、娱乐等活动安排。

第二节 药品购入和使用管理

医疗机构药品从药品销售机构购入，购入药品要经过验收入库、库存管理、售出（发药）等过程。

一、药品购入和库存管理

(一) 药品购入

医疗机构购进药品须严格按照《药品质量验收操作程序》规定的取样原则和验收方法，对购进药品进行逐批验收。医疗机构应建立并执行进货检查验收制度，建有真实完整的药品购进记录。对货单不符、质量异常、包装不牢或破损、标志模糊的药品，有权拒收。

验收首营品种应附有该批次药品的质量检验报告书。

验收进口药品，应有《进口药品注册证》或《医药产品注册证》，还需要《进口药品检验报告书》或《进口药品通关单》；包装和标签应以中文标明药品的名称、主要成分、进口药品注册证号或医药产品注册证号、生产企业名称等；进口药品应有中文标签及说明书；进口预防性生物制品、血液制品应有《生物制品进口批件》复印件；进口药材应有《进口药材批件》复印件；以上文件应加盖供货单位质量管理机构原印章。

中药材的验收：应有包装，并附有质量合格的标志；中药材每件包装上应标明品名、产地、发货日期、供货单位；中药饮片每件包装上应标明品名、生产企业、生产日期等。其标签必须注明品名、规格、产地、生产企业、产品批号、生产日期；实施批准文号管理的中药材和中药饮片，在包装上应标明批准文号。

(二) 药品库存管理

医疗机构储存药品，应当制定和执行有关药品保管、养护的制度，以保证药品库存质量安全。

1. 色标管理　对药品质量状态分区管理，在库药品实行色标管理。合格药品用绿色标记；不合格药品用红色标记；质量状态不明确药品用黄色标记。按照库房管理的实际需要，施行库房管理区域色标划分的统一标准：待验药品库（或区）、退货药品库（或区）为黄色；合格药品库（或区）、中药饮片零货称取库（或区）、待发药品库（或区）为绿色；不合格药品库（或区）为红色。三色标牌以底色为准，文字可以白色或黑色表示，防止出现色标混乱。

2. 药品堆垛管理　药品货垛与仓间地面、墙壁、顶棚、散热器之间应有相应的间距或隔离措施，设置足够宽度的货物通道，防止库内设施对药品质量产生影响，保证仓储和养护管理工作的有效开展。药品堆垛的距离要求：药品与墙、药品与屋顶（房梁）、药品与库房散热器或供暖管道的间距 ≥ 30cm、与地面的间距 ≥ 10cm。仓间主通道宽度应 ≥ 200cm、辅通道宽度应 ≥ 100cm。

3. 分类储存管理　根据药品的自然属性分类，按区、排、号进行科学储存，做到"六分开"：处方药与非处方药分开；基本医疗保险药品目录药品与其他药品分开；内用药与外用药分开；性能相互影响、容易串味的品种与其他药品分开；新药、贵重药品与其他药品分开；配制的制剂与外购药品分开。

特殊管理药品储存：麻醉药品、第一类精神药品、医疗用毒性药品、放射性药品专库或专柜存放。

危险性药品、易燃、易爆药品必须专库存放。

过期、霉变等不合格药品存放于不合格药品区。

4. 温湿度等环境因素管理 采取必要的冷藏、防冻、防潮、避光、通风、防火、防虫、防鼠等措施，保证药品质量。

对易受光线影响变质的药品，存放室门窗可悬挂黑色布、纸用于遮光，或者存放在柜、箱内。

药品应按储藏温、湿度要求，分别储存于阴凉库或常温库、冷藏库内。药库湿度一般保持为 45% ～ 75%，冷库为 2 ～ 10℃，阴凉库 < 20℃，常温库为 0 ～ 30℃。

对药品的库房、药房等处要采取防虫和防鼠的相应措施。

5. 反馈管理 定期对库存药品进行质量检查、养护，发现问题及时处理。

（三）特殊管理药品的管理

特殊管理药品是指麻醉药品、精神药品、医疗用毒性药品、放射性药品、药品类易制毒化学品等，须依照《药品管理法》《麻醉药品和精神药品管理条例》《处方管理办法》《医疗机构麻醉药品、第一类精神药品管理规定》《麻醉药品、第一类精神药品购用印鉴卡管理规定》《易制毒化学品管理条例》《药品类易制毒化学品管理办法》及相应管理办法，对此类药品实行特殊管理。

二、临床用药管理

在临床医疗过程中，药物临床使用主要是医生处方、药师调配、患者服用，或者医生处方、药师调配、护士执行、患者接受药物治疗等流程。随着药学的发展，药学服务在临床广泛运用。

（一）药品处方管理

为规范处方管理，提高处方质量，促进合理用药，保障医疗安全，原卫生部颁布了《处方管理办法》，自 2007 年 5 月 1 日起施行。

1. 处方概念 处方是由注册的执业医师和执业助理医师在诊疗活动中为患者开具的、由取得药学专业技术职务任职资格的药学专业技术人员审核、调配、核对，并作为患者用药凭证的医疗文书。处方包括医疗机构病区用药医嘱单。

2. 处方组成 处方由前记、正文和后记三部分组成。

前记包括医疗机构名称、患者姓名、性别、年龄、门诊或住院病历号、科别或病区和床位号、临床诊断、开具日期等，可添列特殊要求的项目。麻醉药品和第一类精神药品处方还应当包括患者身份证号，代办人姓名、身份证号。

正文分列药品名称、剂型、规格、数量、用法、用量。后记包括医师签名或者加盖专用签章。

3. 处方颜色　普通处方印刷用纸为白色。急诊处方印刷用纸为淡黄色，右上角标注"急诊"。儿科处方印刷用纸为淡绿色，右上角标注"儿科"。麻醉药品和第一类精神药品处方印刷用纸为淡红色，右上角标注"麻、精一"。第二类精神药品处方印刷用纸为白色，右上角标注"精二"。

4. 处方权限　经注册的执业医师在执业地点取得相应的处方权。经注册的执业助理医师在医疗机构开具的处方，应当经所在执业地点执业医师签名或加盖专用签章后方有效。经注册的执业助理医师在乡、民族乡、镇、村的医疗机构独立从事一般的执业活动，可以在注册的执业地点取得相应的处方权。

医师应当在注册的医疗机构签名留样或者进行专用签章备案后，方可开具处方。药师在执业的医疗机构取得处方调剂资格。药师签名或者专业签章等式样应当在本机构留样备查。

执业医师经考核合格后取得麻醉药品和第一类精神药品的处方权，药师经考核合格后，取得麻醉药品和第一类精神药品调剂资格。医师取得麻醉药品和第一类精神药品处方权后，方可在本机构开具麻醉药品和第一类精神药品处方，但不得为自己开具该类药品处方。药师取得麻醉药品和第一类精神药品调剂资格后，方可在本机构调剂麻醉药品和第一类精神药品。

试用期人员开具处方，应当由所在医疗机构有处方权的执业医师审核，并签名或加盖专用签章后方有效。

进修医师由接收进修的医疗机构对其胜任本专业工作的实际情况进行认定后，授予其相应的处方权。

5. 处方书写　处方书写应当符合下列规则：①患者一般情况、临床诊断填写清晰、完整，并与病历记载相一致。②每张处方限于一名患者的用药。③字迹清楚，不得涂改；如需修改，应当在修改处签名并注明修改日期。④药品名称应当使用规范的中文名称，没有中文名称的可以使用规范的英文名称；书写药品名称、剂量、规格、用法、用量要准确规范。药品剂量与数量用阿拉伯数字书写。剂量应当使用法定剂量单位。药品用法可用规范的中文、英文、拉丁文或者缩写体书写，但不得使用"遵医嘱""自用"等含糊不清字句。⑤患者年龄应当填写实足年龄，新生儿、婴幼儿写日、月龄，必要时要注明体重。⑥西药和中成药可以分别开具处方，也可以开具一张处方，中药饮片应当单独开具处方。⑦开具西药、中成药处方，每一种药品应当另起一行，每张处方不得超过5种药品。⑧中药饮片处方的书写，一般应当按照"君、臣、佐、使"的顺序排列；调剂、煎煮的特殊要求注明在药品右上方，并加括号，如布包、先煎、后下等；对饮片的产地、炮制有特殊要求的，应当在药品名称之前写明。⑨药品用法、用量应当按照药品说明书规定的常规用法、用量使用，特殊情况需要超剂量使用时，应当注明原因并再次签名。⑩除特殊情况外，应当注明临床诊断。⑪开具处方后的空白处画一斜线以示处方完毕。⑫处方医师的签名式样和专用签章应当与院内药学部门留样备查的式样相一致，不得任意改动，否则应当重新登记留样备案。⑬医师利用计算机开具、传递普通处方时，应当同时打印出纸质处方，其格式与手写处方一致；打印的纸质处方经签名或者加盖签章后有效。药师核发药品时，应当核对打印的纸质处方，无误后发给药品，并将打印的纸质处方与计算机传递处方同时收存备查。

6. 处方用量 普通处方用量一般不得超过 7 日用量。急诊处方一般不得超过 3 日用量；对于某些慢性病、老年病或特殊情况，处方用量可适当延长，但医师应当注明理由。医疗用毒性药品、放射性药品的处方用量，应当严格按照国家有关规定执行。

为门（急）诊患者开具的麻醉药品和第一类精神药品注射剂，每张处方为一次常用量；控缓释制剂，每张处方不得超过 7 日常用量；其他剂型，每张处方不得超过 3 日常用量。哌甲酯用于治疗儿童多动症时，每张处方不得超过 15 日常用量。第二类精神药品一般每张处方不得超过 7 日常用量；对于慢性病或某些特殊情况的患者，处方用量可以适当延长，医师应当注明理由。

为门（急）诊癌症疼痛患者和中、重度慢性疼痛患者开具的麻醉药品、第一类精神药品注射剂，每张处方不得超过 3 日常用量；控缓释制剂，每张处方不得超过 15 日常用量；其他剂型，每张处方不得超过 7 日常用量。

为住院患者开具的麻醉药品和第一类精神药品处方应当逐日开具，每张处方为 1 日常用量。

对于需要特别加强管制的麻醉药品，盐酸二氢埃托啡处方为一次常用量，仅限于二级以上医院内使用；盐酸哌替啶处方为一次常用量，仅限于医疗机构内使用。

处方开具当日有效。特殊情况下需延长有效期的，由开具处方的医师注明有效期限，但有效期最长不得超过 3 天。

处方由调剂处方药品的医疗机构妥善保存。普通处方、急诊处方、儿科处方保存期限为 1 年，医疗用毒性药品、第二类精神药品处方保存期限为 2 年，麻醉药品和第一类精神药品处方保存期限为 3 年。处方保存期满后，经医疗机构主要负责人批准、登记备案，方可销毁。

（二）药品调剂管理

1. 医疗机构药房药品调剂 包括处方审查、核对、评估及安全用药指导等工作。

（1）调剂操作规程 具有药师以上专业技术职务任职资格的人员负责处方审查、核对、评估及安全用药指导，药士从事处方调配工作。药师应当按照操作规程调剂处方药品：认真审核处方，准确调配药品，正确书写药袋或粘贴标签，注明患者姓名和药品名称、用法、用量，包装；向患者交付药品时，按照药品说明书或者处方用法，进行用药交代与指导，包括每种药品的用法、用量、注意事项等。对麻醉药品和第一类精神药品处方，按年、月、日，逐日编制顺序号。药师在完成处方调配后，应当在处方上签名或者加盖签章。

（2）处方审核 药师认真逐项检查处方前记、正文和后记书写是否清晰、完整，并确认处方的合法性。同时对处方用药适宜性进行审核，审核内容包括：规定必须做皮试的药品，处方医师是否注明过敏试验及结果的判定；处方用药与临床诊断的相符性；剂量、用法的正确性；选用剂型与给药途径的合理性；是否有重复给药现象；是否有潜在临床意义的药物相互作用和配伍禁忌；其他用药不适宜情况。

（3）调剂中注意事项　药学专业技术人员须凭医师处方调剂处方药品，非经医师处方不得调剂。

经处方审核后，药师认为存在用药不适宜时，应当告知处方医师，请其确认或者重新开具处方。药师发现严重不合理用药或者用药错误，应当拒绝调剂，及时告知处方医师，并应当记录，按照有关规定报告。药师对于不规范处方或者不能判定其合法性的处方，不得调剂。

中药处方调剂注意"十八反"和"十九畏"。十八反包括三组药物：第一组是甘草与甘遂、大戟、海藻、芫花相反而不能同用；第二组是乌头（包括川乌、附子、草乌）与贝母、瓜蒌、半夏、白蔹、白芨相反而不能同用；第三组是藜芦与人参、沙参、丹参、玄参、苦参、细辛、芍药（包括赤芍、白芍）相反而不能同用。十九畏包括九组药物：第一组是硫黄畏朴硝；第二组是水银畏砒霜；第三组是狼毒畏密陀僧；第四组是巴豆畏牵牛；第五组是丁香畏郁金；第六组是川乌、草乌畏犀角；第七组是牙硝畏三棱；第八组是官桂畏赤石脂；第九组是人参畏五灵脂。

（4）药师的"四查十对"　药师调剂处方时必须做到"四查十对"：查处方，对科别、姓名、年龄；查药品，对药名、剂型、规格、数量；查配伍禁忌，对药品性状、用法用量；查用药合理性，对临床诊断。

2. 静脉用药集中调配　静脉用药集中调配（pharmacy intravenous admixture service，PIVAS）是医疗机构药学部门根据医师处方或用药医嘱，经药师进行适宜性审核，由药学专业技术人员按照无菌操作要求，在洁净环境下对静脉用药物进行加药混合调配，使其成为可供临床直接静脉输注使用的成品输液操作过程。静脉用药集中调配是药品调剂的一部分，调配的范围包括肠外营养液、危害药品和其他静脉用药。

静脉用药集中调配的目的是加强对药品使用环节的质量控制，保证药品质量的连续性，提高患者用药的安全性、有效性、经济性，使医院药学由单纯的供应保障型向技术服务型转变，实现以患者为中心的药学服务模式，提升静脉药物治疗水平，提高医院的现代化医疗质量和管理水平。

（1）静脉药物集中调配的要求　内容如下。

1）人员要求：①静脉药物调配中心的负责人应当具有本科以上学历，本专业中级以上技术职务任职资格，有丰富的实际工作经验，责任心强，有一定的管理能力。②负责静脉用药医嘱或处方适宜性审核的人员，应当具有药学专业本科以上学历、5年以上临床用药或调剂工作经验、药师以上专业技术职务任职资格。③其他岗位的药学技术人员应当具有药士以上专业技术任职资格。④从事该项工作的专业技术人员应当接受岗前培训并经考核合格，定期接受药学专业继续教育。⑤参加的人员，每年至少进行一次健康检查，建立健康档案，患有传染病、精神病等的人员，不得从事该项工作。其他人员也必须达到相应的要求才能从事该项工作。

2）房屋、设施和布局：①静脉药物集中调配中心（室）划分为洁净区、辅助工作区和生活区三部分，工作间的布局要合理并与工作量相适应，人流物流分开，远离污染源。②静脉药物集中调配中心（室）应当设有温度、湿度、气压等监测设备和通风换气设施，保证静脉用药调配室温度为 18 ~ 26℃，相对湿度为 40% ~ 60%，保持一定量的新风送入。③洁净区的净化要求万级，层流操作台为百级，一次更衣间为十万级，二次更衣间为万级。④静脉用药调配中心（室）应当根据药物性质建立不同的送、排（回）风系统。

　　3）仪器和设备，应具有适合静脉药物调配中心需要的仪器、层流操作台、生物安全柜等，确保静脉药物调配的质量，加强调配人员的职业防护。

　　4）规章制度健全，按照有关规范建立健全全面质量管理体系，制定岗位责任制、清洁卫生、健康检查等各项制度和岗位操作规程。各项操作须严格按操作规程进行，确保配制输液质量和患者用药安全、有效；调配流程包括接收处方或医嘱、药师审方、核对、摆药、贴签、调配、核对、运送病区等；调配所用药品均应符合静脉注射剂标准，药品生产厂家或批号应及时登记，发现药品包装或外观有疑问时，做出相应处理；配制的全过程要进行全面核对，调配出现问题应及时查找原因，并做出相应处理。每道工作程序结束时，执行人要签字确认，配制完毕要彻底清场。

　　除以上规定以外，对药品、耗材、物料、卫生、消毒、信息系统等多方面还有相关具体规定。

　　（2）调配程序及操作规程　　调配程序是从医生开出的医嘱，药师接收静脉注射药物调配医嘱，进行审方、备药并贴标签，调配室人员混合调配药品，药师核对药品，对调配好的药品进行包装，最后分发到各病区的过程。

　　1）静脉注射药物调配：医嘱接收，调配中心药师通过电脑网络接受静脉注射药物调配医嘱，药师审查调配处方，按用药量领取药物，记录使用量，打印标签。

　　2）审方与贴标签：药师或护士在核对处方无误后，根据标签挑选药品放入塑料篮内（一位患者配一个篮子），将标签贴在输液袋上。

　　3）混合调配：调配室人员将药品与标签进行核对，准确无误后开始混合调配。由药师对空安瓿、空抗生素瓶与输液标签核对并签名，调配后再核对输液成品。

　　4）包装：将灭菌塑料袋套于静脉输液袋外，封口。

　　5）分发：将封口后的输液按病区分别放置于有病区标识的整理箱内，记录数量，加锁或封条。将整理箱置于专用药车上，由勤杂人员送至各病区药疗护士，并由药疗护士在送达记录本上签收。给患者用药前，护士应当再次核对病历用药医嘱，然后给患者静脉输注用药。

　　（3）质量保证　　建立输液调配质量管理规范和相关文件，如质量管理文件、人员管理文件、药物领用流程、配药工作流程、设备管理文件、安全和环保措施、质量控制总则等。用一系列的规章制度规范约束静脉输液调配中心人员的行为，确保调配质量。

　　医疗机构静脉用药调配中心（室）建设应当符合《静脉用药集中调配质量管理规范》相关规定。由县级和设区的市级卫生行政部门核发《医疗机构执业许可证》的医疗机构，设置静脉用药调配中心（室）应当通过设区的市级卫生行政部门审核、验收、批准，报省级卫生行政部门备案；由省级卫生行政部门核发《医疗机构执业许可证》的医疗机构，设置静脉用药调配中心（室）应当通过省级卫生行政部门审核、验收、批准。

3. 煎药室管理 为保证中药汤剂煎煮质量，确保中药调剂安全有效，加强中药煎药室规范化、制度化建设，原卫生部、国家中医药管理局组织有关专家对1997年制定的《中药煎药室管理规范》进行了修定，新的《医疗机构中药煎药室管理规范》于2009年3月16日正式施行。具体内容如下。

（1）设施与设备要求 ①中药煎药室（简称煎药室）应当远离各种污染源，周围的地面、路面、植被等应当避免对煎药造成污染。②煎药室的房屋面积应当根据本医疗机构的规模和煎药量合理配置。工作区和生活区应当分开，工作区内应当设有储藏（药）、准备、煎煮、清洗等功能区域。③煎药室应当宽敞、明亮，地面、墙面、屋顶应当平整、洁净、无污染、易清洁，应当有有效的通风、除尘、防积水及消防等设施，各种管道、灯具、风口及其他设施应当避免出现不易清洁的部位。④煎药室应当配备完善的煎药设备设施，并根据实际需要配备储药设施、冷藏设施，以及量杯（筒）、过滤装置、计时器、储药容器、药瓶架等。⑤煎药工作台面应当平整、洁净。

（2）人员要求 ①煎药室应当由具备一定理论水平和实际操作经验的中药师具体负责煎药室的业务指导、质量监督及组织管理工作。②煎药人员应当经过中药煎药相关知识和技能培训，经考核合格后方可从事中药煎药工作。③煎药人员应当每年至少体检一次。传染病、皮肤病等患者和乙肝病毒携带者、体表有伤口未愈合者不得从事煎药工作。④煎药人员应当注意个人卫生。煎药前要进行手的清洁，工作时应当穿戴专用的工作服并保持工作服清洁。

（3）煎药操作方法 ①煎药应当使用符合国家卫生标准的饮用水。待煎药物应当先行浸泡，浸泡时间一般不少于30分钟。②每剂药一般煎煮两次，将两次煎药汁混合后再分装。③煎药量应当根据儿童和成人分别确定。儿童每剂一般煎至100～300mL，成人每剂一般煎至400～600mL，一般每剂按两份等量分装，或遵医嘱。④凡注明有先煎、后下、另煎、烊化、包煎、煎汤代水等特殊要求的中药饮片，应当按照要求或医嘱操作。⑤药料应当充分煎透，做到无糊状块、无白心、无硬心。⑥内服药与外用药应当使用不同的标识区分。⑦煎煮好的药液应当装入经过清洗和消毒并符合盛放食品要求的容器内，严防污染。⑧使用煎药机煎煮中药，煎药机的煎药功能应当符合相关要求。⑨包装药液的材料应当符合药品包装材料国家标准。

（4）煎药室的管理 ①煎药室应当由药剂部门统一管理。药剂部门应有专人负责煎药室的组织协调和管理工作。②药剂部门应当根据本单位的实际情况，制定相应的煎药室工作制度和相关设备的标准操作程序（SOP），工作制度、操作程序应当装订成册并张挂在煎药室的适宜位置，严格执行。③煎药人员在领药、煎药、装药、送药、发药时应当认真核对处方（或煎药凭证）有关内容，建立收发记录，内容真实、记录完整。④急煎药物应在两小时内完成，要建立中药急煎制度并规范急煎记录。⑤煎药设备设施、容器使用前应确保清洁，要有清洁规程和每日清洁记录。用于清扫、清洗和消毒的设备、用具应放置在专用场所妥善保管。⑥传染病患者的盛药器具原则上应当使用一次性用品，用后按照医疗废物进行管理和处置。不具备上述条件的，对重复使用的盛药器具应当加强管理，固定专人使用，且严格消毒，防止交叉污染。⑦加强煎药的质量控制、监测工作。药剂科负责人应当定期（每季度至少一次）对煎药工作质量进行评估、检查，征求医护人员和住院患者意见，并建立质量控制、监测档案。

（三）医疗机构药学服务管理

药学服务是临床药师根据药学专业知识向医护人员、患者或家属提供的用药相关服务，其目的在于提高用药的安全性、有效性和经济性。医院药学工作由传统的以药品保障为中心转变为以服务患者为中心，使药房管理向精细化、专业化发展，药学门诊是目前临床药学服务的新型扩展。2018 年 11 月，国家卫生健康委员会和国家中医药管理局发布了《关于加快药学服务高质量发展的意见》（国卫医发〔2018〕45 号），从多角度提出了加快药学服务高质量发展的意见，如服务模式转型和加强药师队伍建设等方面的要求和规范。该部分具体内容详见药学服务有关章节。

第三节　医疗机构制剂生产管理

一、医疗机构制剂特点

医疗机构制剂，是指医疗机构根据本单位临床需要经过批准而配制、自用的固定处方制剂。目前，我国医院制剂仅为市场供应不足的补充。医疗机构制剂不同于临时配方，它属于药品生产范畴。当前医院制剂存在小批量、多品种、配制环境及设施设备差、质量检验机构不健全、质检不严格等缺陷，存在诸多质量问题。因此，药品监督管理部门加强了对医院制剂质量的监督管理，有效地控制医疗机构制剂的质量，促进其规范、健康、有序地发展。

国家为了保证医疗机构制剂的安全性和有效性，1984 年原卫生部根据《药品管理法》的规定，对配制医疗机构制剂实行制剂许可证制度，对部分品种规定了审批程序，并组织编写出版了《中国医院制剂规范》《中国人民解放军药品制剂规范》，建立了对医疗机构制剂的法制化管理制度，取得了一定效果。但因医院的性质和任务与药品生产企业不同，不可能大量投资新建、改建制剂室，以达到生产企业药品 GMP 要求。我国加入世贸组织后，在制药企业全面推进 GMP 制度，药品质量明显提高，品种、规格、数量得到很大丰富。同时，医疗卫生改革对药物治疗、合理用药等各方面提出了更高要求，形势的发展对医疗机构制剂配制质量及其管理提出更严格的要求。随着原国家食品药品监督管理局颁布的《医疗机构制剂配制质量管理规范》的施行，医疗机构制剂与上市药品之间的质量差别将缩小。

鉴于医疗机构配制制剂具有临床必需、疗效显著、专科特色明显、规模小、贮存时间短、周转快等特点，尚无法被同类市售药品完全取代。几十年来，医疗机构制剂在弥补一些药品市场供应不足，满足临床需求等方面，取得了良好的社会效益和经济效益。

二、医疗机构制剂的法制化管理

(一) 药品管理法规定

2019 年 12 月 1 日实施的《药品管理法》对医疗机构配制制剂进行规定，应当经所在地省、自治区、直辖市人民政府药品监督管理部门批准，取得医疗机构制剂许可证，法律对配制中药制剂另有规定的除外。无医疗机构制剂许可证的，不得配制制剂。医疗机构制剂许可证应当标明有效期，到期重新审查发证。有能够保证制剂质量的设施、管理制度、检验仪器和卫生环境。按照经核准的工艺进行，所需的原料、辅料和包装材料等应当符合药用要求。医疗机构配制的制剂是本单位临床需要而市场上没有供应的品种。按照规定进行质量检验；合格的，凭医师处方在本单位使用。经国务院药品监督管理部门或者省、自治区、直辖市人民政府药品监督管理部门批准，医疗机构配制的制剂可以在指定的医疗机构之间调剂使用，但不得在市场上销售。

(二) 医疗机构制剂注册管理

2005 年 8 月 1 日施行的《医疗机构制剂注册管理办法》对制剂配制范围作了规定。有下列情形之一的，不得作为医疗机构制剂申请注册：①市场上已有供应的品种。②含有未经国家食品药品监督管理局批准的活性成分的品种。③除变态反应原外的生物制品。④中药注射剂。⑤中药、化学药组成的复方制剂。⑥麻醉药品、精神药品、医疗用毒性药品、放射性药品。⑦其他不符合国家有关规定的制剂。

医疗机构制剂的申请人，应当是持有《医疗机构执业许可证》并取得《医疗机构制剂许可证》的医疗机构。未取得《医疗机构制剂许可证》或者《医疗机构制剂许可证》、无相应制剂剂型的"医院"类别的医疗机构可以申请医疗机构中药制剂，但是必须同时提出委托配制制剂的申请。接受委托配制的单位应当是取得《医疗机构制剂许可证》的医疗机构或者取得《药品生产质量管理规范》认证证书的药品生产企业。委托配制的制剂剂型，应当与受托方持有的《医疗机构制剂许可证》或者《药品生产质量管理规范》认证证书所载明的范围一致。

医疗机构制剂批准文号的有效期为 3 年。有效期届满需要继续配制的，申请人应当在有效期届满前 3 个月按照原申请配制程序提出再注册申请，报送有关资料。

(三) 医疗机构制剂质量管理

2001 年 3 月 13 日发布的《医疗机构制剂配制质量管理规范》，对医疗机构制剂配制质量进行严格的管理规范，对能够保证制剂质量的专业人员、场地、设施、设备、物料、卫生、管理制度、配制过程管理、质量管理与自检、使用管理等方面，规范了医疗机构制剂配制质量管理的全过程。

本章小结

医疗机构药事管理是以患者为中心，以临床药学为基础，对临床用药全过程进行有效的组织实施与管理，促进临床科学、合理用药的药学技术服务和相关的药品管理工作。三级医院设置药学部，并可根据实际情况设置二级科室；二级医院设置药剂科；其他医疗机构设置药房。二级以上医院应当设立药事管理与药物治疗学委员会，其他医疗机构应当成立药事管理与药物治疗学组。药学部门具体负责药品管理、药学专业技术服务和药事管理工作，开展以患者为中心、以合理用药为核心的临床药学工作，组织药师参与临床药物治疗，提供药学专业技术服务。医疗机构药事管理的法律依据主要有《药品管理法》《医疗机构管理条例》等。医疗机构做好药品验收、保管、养护，以保证药品质量安全，特殊管理药品的管理按法规进行。药物临床使用主要是通过医生处方、药师调配、患者服用/护士执行。医疗机构临床用药要做好药品处方管理、药品调剂管理和药学服务管理。医疗机构制剂的管理重点是生产质量管理，对能够保证制剂质量的专业人员、场地、设施、设备、物料、卫生、管理制度、配制过程管理、质量管理与自检、使用管理等方面做好工作。

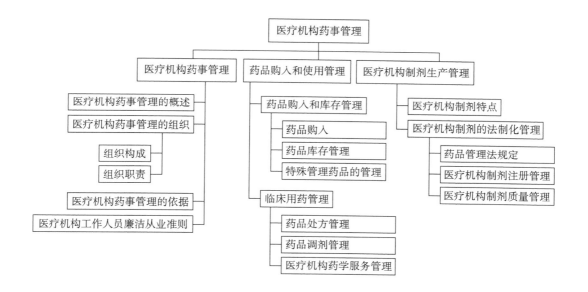

第七章 药品不良反应和药品再评价 ▷▷▷▷

学习目的

学习了解药品不良反应的相关概念、管理依据、管理内容及药品上市后再评价管理；培养药品不良反应监测、药品再评价的意识；提升药品不良反应管理和药品再评价的能力。

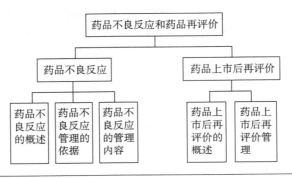

第一节 药品不良反应

一、药品不良反应的概述

（一）药品不良反应的相关概念

1. 药品不良反应（adverse drug reaction，ADR） 药品不良反应是指合格药品在正常用法用量下出现的与用药目的无关的有害反应，包括不良反应、毒性作用、后遗效应、过敏反应、继发反应、特异性遗传素质反应等。

2. 药品不良事件（adverse drug event，ADE） 药品不良事件是指药物治疗过程中出现的任何有害的医学事件，该事件不一定与药品治疗有明确的因果关系，包括使用某药品期间出现的病情恶化、并发症及各种原因的死亡。

3. 新的药品不良反应 新的药品不良反应是指药品说明书中未载明的不良反应。说明书中已有描述，但不良反应发生的性质、程度、后果或者频率与说明书描述不一致或者更严重的，按照新的药品不良反应处理。

4. 严重的药品不良反应 严重的药品不良反应是指因使用药品引起以下损害情形之

一的反应：①导致死亡。②危及生命。③致癌、致畸、致出生缺陷。④导致显著的或者永久的人体伤残或者器官功能的损伤。⑤导致住院或者住院时间延长。⑥导致其他重要的医学事件，如不进行治疗可能出现上述所列情况的。

5. 药品群体不良事件 药品群体不良事件是指同一药品在使用过程中，在相对集中的时间、区域内，对一定数量人群的身体健康或者生命安全造成损害或者威胁，需要予以紧急处置的事件（同一药品是指同一生产企业生产的同一药品名称、同一剂型、同一规格的药品）。

以下重点讨论药品不良反应与药品不良事件的区别。

药品不良反应排除了意向性用药、意外性超剂量用药和用药不当所致的不良后果，既不包括误用和滥用药品、给药剂量不当、患者不依从等情况而引起的反应，也不同于医疗事故及因药品质量问题（假药、劣药）而引起的有害反应。药品不良事件包括了药品不良反应，既包括药品常规使用、滥用、误用、故意使用、药品相互作用等所引起的各种不良后果，也包括用药错误及因药品质量问题而引起的有害反应，两者的区别主要表现在 5 个方面，见表 7-1。

表 7-1　药品不良反应和药品不良事件的区别

项目	药品不良反应	药品不良事件
药品质量	合格药品	合格药品和（或）不合格药品
用法用量	正常用法、正常剂量	不强调与用法、剂量的关系
因果关系	药品与不良反应有因果关系	药品与不良事件未必有因果关系
用药行为	排除了意向性用药、意外性超剂量用药和用药不当的行为	不排除意向性用药、意外性超剂量用药和用药不当行为
风险责任	不属医疗纠纷，不承担赔偿责任	常规使用合格药品，且药品与事件有因果关系，不属医疗纠纷；误用、滥用、故意使用、使用不合格药品等的后果因医方导致，属医疗纠纷并承担相应责任

（二）药品不良反应的主要临床表现

1. 不良反应（adverse effect） 是指治疗剂量的药物所产生的某些与防治目的无关的作用。如阿托品通常被用于解除肠胃痉挛而引起口干、心率加快、视物模糊、心悸等。这种作用是在治疗剂量下与治疗效果同时出现的，所以其不良反应常常是难以避免的。

2. 毒性反应（toxic reactions） 是指由于使用者的年龄、体质状况而造成药物相对剂量过大或用药时间过长引起的，对人体造成某种功能性或器质性损害的反应。有的停药后可逐渐恢复，但也常造成一些不可逆的损害，如对乙酰氨基酚的肾毒性、各种抗肿瘤药的心脏毒性等。临床常见的毒性反应有中枢神经反应、造血系统反应、肝肾损害、心血管系统反应。

3. 变态反应（allergy） 即过敏反应，只有特异质体质的患者才能出现，与药物剂量无关。是外来的抗原性物质与体内抗体间所发生的非正常的免疫反应，引起不同程度的组织损伤或功能障碍，如口服阿司匹林，大多数人无异常反应，但少数人会发生皮疹、发热、皮炎、哮喘、白细胞数减少，严重者可产生过敏性休克。

4. 继发反应（secondary reactions） 这种反应不是药物本身的效应，而是药物主要作用的间接结果。如广谱抗生素长期应用可改变肠道正常菌群的关系，使肠道菌群失调导致二重感染。

5. 致畸作用（teratogensis） 某些药物孕妇服用后能引起婴儿的先天性畸形，已经报道的除沙利度胺外，还有雄性激素、汞制剂、叶酸拮抗剂等。一般认为致畸作用主要发生在妊娠初期的 3 个月，即器官形成期，但实际上药物对胎儿的影响不限于这个时期，孕妇在整个妊娠期的用药均应十分谨慎。

6. 致癌作用（carcinogenesis） 有些药物长期服用以后，能引起机体某些器官、组织、细胞的过度增殖，形成良性或恶性肿瘤。

7. 药物依赖性（drug dependence） 又称药物成瘾，是指躯体和药物相互作用而引起的精神方面和躯体方面的改变，并在行为上常常有为了再度体验这些药物精神效果，有时为了避免没有药物而产生的不快感，而周期地、持续地使用药物这一种强迫性愿望的特征。可存在或不一定存在耐药性，但同一个人可存在一种以上的药物依赖性。

（三）药品不良反应的分类

根据药品不良反应与药理作用的关系，药品不良反应分为 A 型、B 型、C 型药品不良反应。

1. A 型药品不良反应（量变型异常） 由药品本身的药理作用加强所致，常与剂量有关。一般具有发生率高、死亡率低、易预测、停药或降低用药剂量后症状减轻或消除的特点。临床表现为不良反应、过度作用、后遗效应、首剂效应、撤药反应、毒性反应等。

2. B 型药品不良反应（质变型异常） 与药品本身的药理作用无关，与用药剂量无关。一般具有发生率低、死亡率高、难预测的特点。临床表现为变态反应、特异性反应。

3. C 型药品不良反应（迟现型异常） 与药品无明确的时间关系，多发生在长期用药后，潜伏期长。一般具有用药史复杂、难预测、机制不清的特点，临床表现为致畸、致癌、致突变等。

（四）我国药品不良反应关联分析方法

药品不良反应报告中因果关系评价准则常包括以下五个方面：①用药与不良反应的出现有无合理的时间关系。②所出现的不良反应是否符合该药物已知的不良反应类型。③停药或减量后，反应是否消失或减轻。④再次使用可疑药品后，是否再次出现同样反应。⑤所出现的不良反应能否用合并用药作用、患者病情的进展、其他治疗的影响来解释。

根据不良反应的评价准则，将关联性评价分为肯定、很可能、可能、可能无关、待评价、无法评价 6 个等级，具体见表 7-2。

表 7-2　药品不良反应识别评价表

因果关系	1	2	3	4	5
肯定	+	+	+	+	—
很可能	+	+	+	—	—
可能	+	±	±	—	±
可能无关	—	—	±	—	±
待评价			需要补充材料才能评价		
无法评价			评价的必须资料无法获得		

注：表中 1～5 分别对应前述的 5 条应注意分析的内容。"+"表示肯定，"—"表示否定，"±"表示难以肯定，"？"表示情况不明。

二、药品不良反应管理的依据

我国的药品不良反应监测工作始于 20 世纪 80 年代末，1998 年 3 月我国正式加入 WHO 国际药品监测合作中心并成为第 68 个成员国。之后我国相关部门制定颁布了系列药品管理相关法律规章，为药品不良反应监测提供了依据。其中，有专门的《药品不良反应报告和监测管理办法》，也有《药品管理法》《药品注册管理办法》《药品生产监督管理办法》《药品经营质量管理规范》《中华人民共和国疫苗管理法》等，推动我国药品监测法规和体系建设工作持续完善。

（一）药品不良反应报告和监测管理办法

《药品不良反应报告和监测管理办法》（卫生部令 81 号）（简称《办法》）于 2010 年 12 月 13 日经卫生部部务会议审议通过，自 2011 年 7 月 1 日起施行。全文包括总则、职责、报告与处置、药品重点监测、评价与控制、信息管理、法律责任、附则等共八章六十七条。

《办法》是为加强药品的上市后监管，规范药品不良反应报告和监测，及时、有效控制药品风险，保障公众用药安全，依据《药品管理法》等有关法律法规制定，在中华人民共和国境内开展药品不良反应报告、监测及监督管理，适用本办法。

国家实行药品不良反应报告制度。药品生产企业（包括进口药品的境外制药厂商）、药品经营企业、医疗机构应当按照规定报告所发现的药品不良反应。

原国家食品药品监督管理局（现为国家药品监督管理局）主管全国药品不良反应报告和监测工作，地方各级药品监督管理部门主管本行政区域内的药品不良反应报告和监测工作。各级卫生行政部门负责本行政区域内医疗机构与实施药品不良反应报告制度有关的管理工作。地方各级药品监督管理部门应当建立健全药品不良反应监测机构，负责本行政区域内药品不良反应报告和监测的技术工作。

国家鼓励公民、法人和其他组织报告药品不良反应。

（二）关于进一步加强药品不良反应监测评价体系和能力建设的意见

近年来，药品不良反应、医疗器械不良事件、化妆品不良反应、药物滥用监测评价（以下统称药品不良反应监测评价）工作取得明显成效，制度规范不断完善，监测评价体系逐步建立，报告数量和质量稳步提升，风险控制手段更加成熟，国际合作持续加强，为药品监管工作提供了有力支撑。与此同时，必须看到，当前我国药品不良反应监测评价工作仍然存在短板，基层监测评价机构数量有所减少，专业人才队伍不足，监测信息系统滞后，监测评价能力亟待提高，经费保障难以满足需求，已在一定程度上影响用药安全水平的提升和公众健康权益的保障。

为全面贯彻落实中央有关加强新时代药品安全工作的要求，国家药品监督管理局于 2020 年 7 月 30 日发布《关于进一步加强药品不良反应监测评价体系和能力建设的意见》（以下简称《意见》）。《意见》提出，要加快修定《药品不良反应报告和监测管理办法》，并探索研究医疗器械警诫制度。

到 2025 年，努力实现以下主要目标：①药品不良反应监测评价体系更加健全。科学制定药品不良反应监测评价技术体系发展规划，建立健全职责清晰、分工明确、系统完备、协同高效的药品不良反应监测评价技术体系。②药品不良反应监测评价制度更加完善。加快制修定法律法规相关配套文件，形成系统完善的药品不良反应监测评价规章制度和指导原则。③药品不良反应监测评价人才队伍全面加强。各级药品不良反应监测机构应当配备足够数量的具备监测评价能力的专业技术人才，培养一支政治坚定、业务精湛、作风过硬的药品监测评价队伍。④药品不良反应监测信息系统全面升级。丰富报告途径，提高数据质量，加强数据管理和分析，将药品不良反应监测信息纳入品种档案，强化信息共享和利用，支撑产品风险信号的识别管控。⑤药品不良反应监测评价方式方法不断创新。推进药品不良反应监测哨点（基地）建设，整合社会优势专业资源，创新监测评价模式，持续推进上市药品安全监测评价新方式新方法的研究与应用。⑥药品不良反应监测评价国际合作持续深化。推进与乌普萨拉监测中心在数据共享、人员交流、方法学研究方面的深度合作；积极参与相关国际组织在制修定药品、医疗器械、化妆品监测评价国际通用规则和技术指导原则方面的活动。

《意见》还提出，各级药品监督管理部门要加快构建以药品不良反应监测机构为专业技术机构、持有人和医疗机构依法履行相关责任的"一体两翼"工作格局。围绕加强药品不良反应监测评价体系和能力建设目标，重点推进以下工作任务：进一步加强药品不良反应监测评价机构建设，加快完善药品不良反应监测评价制度体系，着力建设监测评价人才队伍，打造高效能国家药品不良反应监测信息系统，研究探索上市后药品安全监测评价新方法，指导和督促持有人落实药品安全主体责任，坚持和巩固医疗机构药品不良反应报告工作机制，持续提升公众对不良反应的认知水平，不断深化国际交流与合作。

（三）药品管理法对药品不良反应的规定

2019 年新修定施行的《药品管理法》以药品监督管理为中心内容，深入论述了药品评审与质量检验、医疗器械监督管理、药品生产经营管理、药品使用与安全监督管理、医院药学标准化管理、药品稽查管理、药品集中招投标采购管理、对医药卫生事业和发展具有科学的指导意义。其中，很多条款涉及药品不良反应报告与监测管理。

第 12 条　国家建立药物警戒制度，对药品不良反应及其他与用药有关的有害反应进行监测、识别、评估和控制。

第 30 条　药品上市许可持有人应当依照本法规定，对药品的非临床研究、临床试验、生产经营、上市后研究、不良反应监测及报告与处理等承担责任。其他从事药品研制、生产、经营、储存、运输、使用等活动的单位和个人依法承担相应责任。

第 49 条　药品包装应当按照规定印有或者贴有标签并附有说明书。标签或者说明书应当注明药品的通用名称、成分、规格、上市许可持有人及其地址、生产企业及其地址、批准文号、产品批号、生产日期、有效期、适应症或者功能主治、用法、用量、禁忌、不良反应和注意事项。

第 67 条　禁止进口疗效不确切、不良反应大或者因其他原因危害人体健康的药品。

第 80 条　药品上市许可持有人应当开展药品上市后不良反应监测，主动收集、跟踪分析疑似药品不良反应信息，对已识别风险的药品及时采取风险控制措施。

第 81 条　药品上市许可持有人、药品生产企业、药品经营企业和医疗机构应当经常考察本单位所生产、经营、使用的药品质量、疗效和不良反应。发现疑似不良反应的，应当及时向药品监督管理部门和卫生健康主管部门报告。具体办法由国务院药品监督管理部门会同国务院卫生健康主管部门制定。

对已确认发生严重不良反应的药品，由国务院药品监督管理部门或者省、自治区、直辖市人民政府药品监督管理部门根据实际情况采取停止生产、销售、使用等紧急控制措施，并应当在 5 日内组织鉴定，自鉴定结论做出之日起 15 日内依法做出行政处理决定。

第 83 条　药品上市许可持有人应当对已上市药品的安全性、有效性和质量可控性定期开展上市后评价。必要时，国务院药品监督管理部门可以责令药品上市许可持有人开展上市后评价或者直接组织开展上市后评价。

经评价，对疗效不确切、不良反应大或者因其他原因危害人体健康的药品，应当注销药品注册证书。

第 134 条　药品上市许可持有人未按照规定开展药品不良反应监测或者报告疑似药品不良反应的，责令限期改正，给予警告；逾期不改正的，责令停产停业整顿，并处 10 万元以上 100 万元以下的罚款。

药品经营企业未按照规定报告疑似药品不良反应的，责令限期改正，给予警告；逾期不改正的，责令停产停业整顿，并处 5 万元以上 50 万元以下的罚款。

医疗机构未按照规定报告疑似药品不良反应的，责令限期改正，给予警告；逾期不改正的，处 5 万元以上 50 万元以下的罚款。

此外，《药品注册管理办法》《药品生产监督管理办法》《药品经营质量管理规范》《疫苗管理法》中均涉及对药品不良反应的报告与监测管理。

三、药品不良反应的管理内容

（一）报告主体的责任

报告主体责任包括：①药品上市许可持有人、药品生产企业、药品经营企业和医疗机构应当经常考察单位所生产、经营、使用的药品质量、疗效和不良反应，发现疑似不良反应的，应当及时向药品监督管理部门和卫生健康主管部门报告。②药品上市许可持有人是药品安全责任的主体；药品上市许可持有人应当开展药品上市后不良反应监测，主动收集、跟踪分析疑似药品不良反应信息，对已识别风险的药品及时采取风险控制措施。③药品上市许可持有人应当指定药品不良反应监测负责人，设立专门机构，配备专职人员，建立健全相关管理制度，直接报告药品不良反应，持续开展药品分享获益评估，采取有效的风险控制措施。④药品上市许可持有人委托其他公司或者机构开展药品不良反应监测工作，双方应当签订委托协议；药品上市许可持有人应当配备专职人员做好对委托方的监督和管理等工作，相应法律责任由药品上市许可持有人承担。⑤进口药品持有人应当指定在我国境内设立的代表机构或者指定我国境内企业法人作为代理人，具体承担进口药品不良反应监测、评价、风险控制等工作；药品上市许可持有人及其代理人应当接受药品监督管理部门的监督检查。

（二）报告的要求

药品生产、经营企业和医疗机构获知或者发现可能与用药有关的不良反应，应当通过国家药品不良反应监测信息网络报告；不具备在线报告条件的，应当通过纸质报表报所在地药品不良反应监测机构，由所在地药品不良反应监测机构代为在线报告。报告内容应当真实、完整、准确。

各级药品不良反应监测机构应当对本行政区域内的药品不良反应报告和监测资料进行评价和管理。

药品生产、经营企业和医疗机构应当配合药品监督管理部门、卫生行政部门和药品不良反应监测机构对药品不良反应或者群体不良事件的调查，并提供调查所需的资料。

药品生产、经营企业和医疗机构应当建立并保存药品不良反应报告和监测档案。

（三）监督主体的职责

国家药品监督管理部门主管全国药品不良反应报告和监测工作。地方各级药品监督管理部门主管本行政区域内的药品不良反应报告和监测工作，应当建立健全药品不良反应监测机构，负责本行政区域内药品不良反应报告和监测的技术工作。

各级卫生行政部门负责本行政区域内医疗机构与实施药品不良反应报告制度有关的管理工作。

各级药品不良反应监测技术机构要按照相关规定，做好本行政区域内药品不良反应报告的收集、核实、评价、调查、反馈和上报；省级及以上药品不良反应监测技术机构应当对监测数据进行定期分析评估，组织对定期安全性更新报告和年度总结报告进行技术审核，开展不良事件聚集性信号的监测评价，开展不良反应报告的质量评估。

对已确认发生严重不良反应的药品，由国家药品监督管理部门或者省级药品监督管理部门根据实际情况采取停止生产、销售、使用等紧急控制措施，并应当在 5 日内组织鉴定，自鉴定结论做出之日起 15 日内依法做出行政处理决定。

（四）报告和处置

1. 个例药品不良反应的报告和处置　主要是个人报告程序、主体报告程序、对不同级别药品不良反应监测机构的要求。

（1）**个人报告程序**　个人发现新的或者严重的药品不良反应，可以向经治医师报告，也可以向药品生产、经营企业或者当地的药品不良反应监测机构报告，必要时提供相关的病历资料。

（2）**主体报告程序**　①报告原则，药品生产、经营企业和医疗机构应当主动收集药品不良反应，获知或者发现药品不良反应后应当详细记录、分析和处理，填写《药品不良反应/事件报告表》并报告。②报告范围，新药监测期内的国产药品或首次获准进口 5 年以内的进口药品，报告所有不良反应。其他国产药品和首次获准进口 5 年以上的进口药品，报告新的和严重的不良反应。③报告时限，药品生产、经营企业和医疗机构发现或者获知新的、严重的药品不良反应应当在 15 日内报告，其中死亡病例须立即报告；其他药品不良反应应当在 30 日内报告。有随访信息的，应当及时报告。

药品生产企业应当对获知的死亡病例进行调查，详细了解死亡病例的基本信息、药品使用情况、不良反应发生及诊治情况等，并在 15 日内完成调查报告，报药品生产企业所在地的省级药品不良反应监测机构。

（3）**对不同级别药品不良反应监测机构的要求**　①对设区的市级、县级药品不良反应监测机构要求：设区的市级、县级药品不良反应监测机构应当对收到的药品不良反应报告的真实性、完整性和准确性进行审核。严重药品不良反应报告的审核和评价应当自收到报告之日起 3 个工作日内完成，其他报告的审核和评价应当在 15 个工作日内完成。设区的市级、县级药品不良反应监测机构应当对死亡病例进行调查，详细了解死亡病例的基本信息、药品使用情况、不良反应发生及诊治情况等，自收到报告之日起 15 个工作日内完成调查报告，报同级药品监督管理部门和卫生行政部门，以及上一级药品不良反应监测机构。②对省级药品不良反应监测机构的要求：省级药品不良反应监测机构应当在收到下一级药品不良反应监测机构提交的严重药品不良反应评价意见之日起 7 个工作日内完成评价工作。对死亡病例，事件发生地和药品生产企业所在地的省级药品不良反应监测机构均应当及时根据调查报告进行分析、评价，必要时进行现场调查，并将评价结果报省级药品监督管理部门和卫生行政部门，以及国家药品不良反应监测中心。③对国家药品不良反应监测机构的要求：国家药品不良反应监测中心应当及时对死亡病例进行分析、评价，并将评价结果报原国家食品药品监督管理局（现为国家药品监督管理局）和原卫生部（现为国家卫生健康委员会）。

2. 药品群体不良事件的报告和处置 主要是报告主体报告程序、对不同级别药品不良反应监测机构的要求及处理措施。

（1）报告主体报告程序 药品生产、经营企业和医疗机构获知或者发现药品群体不良事件后，应当立即通过电话或者传真等方式报所在地的县级药品监督管理部门、卫生行政部门和药品不良反应监测机构，必要时可以越级报告；同时填写《药品群体不良事件基本信息表》，对每一病例还应当及时填写《药品不良反应事件报告表》，通过国家药品不良反应监测信息网络报告。

（2）对不同级别药品不良反应监测机构的要求 设区的市级、县级药品监督管理部门获知药品群体不良事件后，应当立即与同级卫生行政部门联合组织开展现场调查，并及时将调查结果逐级报至省级药品监督管理部门和卫生行政部门。

省级药品监督管理部门与同级卫生行政部门联合对设区的市级、县级的调查进行督促、指导，对药品群体不良事件进行分析、评价，对本行政区域内发生的影响较大的药品群体不良事件，还应当组织现场调查，评价和调查结果应当及时报原国家食品药品监督管理局（现为国家药品监督管理局）和原卫生部（现为国家卫生健康委员会）。

对全国范围内影响较大并造成严重后果的药品群体不良事件，原国家食品药品监督管理局（现为国家药品监督管理局）应当与原卫生部（现为国家卫生健康委员会）联合开展相关调查工作。

（3）处理措施 药品生产企业、药品经营企业、医疗机构、药品监督管理部门和卫生行政部门获知药品群体不良事件后应采取不同的处理措施。

药品生产企业获知药品群体不良事件后应当立即开展调查，详细了解药品群体不良事件的发生、药品使用、患者诊治，以及药品生产、储存、流通、既往类似不良事件等情况，在7日内完成调查报告，报所在地省级药品监督管理部门和药品不良反应监测机构；同时迅速开展自查，分析事件发生的原因，必要时应当暂停生产、销售、使用和召回相关药品，并报所在地省级药品监督管理部门。

药品经营企业发现药品群体不良事件应当立即告知药品生产企业，同时迅速开展自查，必要时应当暂停药品的销售，并协助药品生产企业采取相关控制措施。

医疗机构发现药品群体不良事件后应当积极救治患者，迅速开展临床调查，分析事件发生的原因，必要时可采取暂停药品的使用等紧急措施。

药品监督管理部门可以采取暂停生产、销售、使用或者召回药品等控制措施。

卫生行政部门应当采取措施积极组织救治患者。

1. 境外发生的严重药品不良反应的报告和处置 进口药品和国产药品在境外发生的严重药品不良反应（包括自发报告系统收集的、上市后临床研究发现的、文献报道的），药品生产企业应当填写《境外发生的药品不良反应事件报告表》，自获知之日起 30 日内报送国家药品不良反应监测中心。国家药品不良反应监测中心要求提供原始报表及相关信息的，药品生产企业应当在 5 日内提交。国家药品不良反应监测中心应当对收到的药品不良反应报告进行分析、评价，每半年向国家药品监督管理局和国家卫生健康委员会报告，发现提示药品可能存在安全隐患的信息应当及时报告。

进口药品和国产药品在境外因药品不良反应被暂停销售、使用或者撤市的，药品生产企业应当在获知后 24 小时内书面报国家药品监督管理局和国家药品不良反应监测中心。

2. 定期安全性更新报告　药品生产企业应当对本企业生产药品的不良反应报告和监测资料进行定期汇总分析，汇总国内外安全性信息，进行风险和效益评估，撰写定期安全性更新报告。定期安全性更新报告的撰写规范由国家药品不良反应监测中心负责制定。

（1）报告时间　设立新药监测期的国产药品，应当自取得批准证明文件之日起每满 1 年提交一次定期安全性更新报告，直至首次再注册，之后每 5 年报告一次；其他国产药品，每 5 年报告一次。首次进口的药品，自取得进口药品批准证明文件之日起每满一年提交一次定期安全性更新报告，直至首次再注册，之后每 5 年报告一次。定期安全性更新报告的汇总时间以取得药品批准证明文件的日期为起点计，上报日期应当在汇总数据截止日期后 60 日内。

（2）报告程序　国产药品的定期安全性更新报告向药品生产企业所在地省级药品不良反应监测机构提交。进口药品（包括进口分包装药品）的定期安全性更新报告向国家药品不良反应监测中心提交。

省级药品不良反应监测机构应当对收到的定期安全性更新报告进行汇总、分析和评价，于每年 4 月 1 日前将上一年度定期安全性更新报告统计情况和分析评价结果报省级药品监督管理部门和国家药品不良反应监测中心。国家药品不良反应监测中心应当对收到的定期安全性更新报告进行汇总、分析和评价，于每年 7 月 1 日前将上一年度国产药品和进口药品的定期安全性更新报告统计情况和分析评价结果报国家药品监督管理局和国家卫生健康委员会。

（五）评价和控制措施

1. 不同报告主体的评价与控制措施　药品生产企业应当对收集到的药品不良反应报告和监测资料进行分析、评价，并主动开展药品安全性研究。药品生产企业对已确认发生严重不良反应的药品，应当通过各种有效途径将药品不良反应、合理用药信息及时告知医务人员、患者和公众；采取修改标签和说明书，暂停生产、销售、使用和召回等措施，减少和防止药品不良反应的重复发生。对不良反应大的药品，应当主动申请注销其批准证明文件。药品生产企业应当将药品安全性信息及采取的措施报所在地省级药品监督管理部门和国家药品监督管理局。

药品经营企业和医疗机构应当对收集到的药品不良反应报告和监测资料进行分析和

评价，并采取有效措施减少和防止药品不良反应的重复发生。

2. 不同监督主体的评价与控制措施 省级药品不良反应监测机构应当每季度对收到的药品不良反应报告进行综合分析，提取需要关注的安全性信息，并进行评价，提出风险管理建议，及时报省级药品监督管理部门、卫生行政部门和国家药品不良反应监测中心。

省级药品监督管理部门根据分析评价结果，可以采取暂停生产、销售、使用和召回药品等措施，并监督检查，同时将采取的措施通报同级卫生行政部门。

国家药品不良反应监测中心应当每季度对收到的严重药品不良反应报告进行综合分析，提取需要关注的安全性信息，并进行评价，提出风险管理建议，及时报国家药品监督管理局和国家卫生健康委员会。

国家药品监督管理局根据药品分析评价结果，可以要求企业开展药品安全性、有效性相关研究。必要时，应当采取责令修改药品说明书，暂停生产、销售、使用和召回药品等措施，对不良反应大的药品，应当撤销药品批准证明文件，并将有关措施及时通报原卫生部。

省级以上药品不良反应监测机构根据分析评价工作需要，可以要求药品生产、经营企业和医疗机构提供相关资料，相关单位应当积极配合。

第二节　药品上市后再评价

一、药品上市后再评价的概述

（一）药品上市后再评价的定义

药品上市后再评价，是指根据医药学的最新学术水平，从药理学、药学、临床医学、药物流行病学、药物经济学及药物政策等主要方面，对已批准上市的药品在社会公众中的疗效、不良反应、用药方案、稳定性及费用等是否符合药品的安全性、有效性、经济性及合理性原则做出科学的评估和判断。

（二）药品上市后再评价的必要性

药品上市前经过了临床前研究和临床研究，并获得了国家药品监督管理部门的批准。尽管如此，由于受诸多因素限制，上市后的药品也并非绝对安全，有必要进行上市后再评价。

1. 临床前研究的局限性 导致临床前研究局限性的主要因素如下。

（1）人和动物的种属差异，易导致药物代谢动力学的差别和药物反应的差别。

（2）药物对主观反应的影响为人类所持有，而动物实验难以观察到。

（3）药物可能导致人体的皮肤反应、高敏现象及"时滞现象"。

（4）人体的病理因素可能影响其对药物的反应。

（5）临床前评价中实验动物数量有限。

2. 临床试验的局限性　引起临床试验局限的主要原因如下。

（1）临床试验对象人数有限，且用药条件控制严格。一般获得新药上市注册时，用药者不足 5000 人，只能发现常见的不良反应。试验情况下的用药也不同于临床实际，试验疗程有限。

（2）研究时间短，试验对象范围窄。上市前药品的临床试验过程一般较短，观察期相应也较短。上市前的临床试验一般不专门设计特殊人群的用药试验，使得一些老人、儿童、孕妇或一些肝肾功能异常、造血系统异常、精神异常者的新药有效性和安全性数据缺乏；由于试验对象范围较窄，也使得研究者很难获得罕见的严重的不良反应信息。

（3）试验目的单纯。临床试验的观察指标只限于试验所规定内容，未列入试验内容的一般不予评价。

（4）药品不良反应存在"时滞现象"。发生频率低于 1‰ 的不良反应和一些需要较长时间应用后才能发现的迟发不良反应、慢性中毒、药物相互作用、更广泛人群应用的有效性等均很难在上市前发现，如"沙利度胺（反应停）"事件。

3. 临床应用中的复杂因素　临床应用中存在一系列的复杂因素，影响着药品疗效。
（1）种族和遗传因素对药效的影响，尤其是遗传因素导致的各种缺陷症群体。
（2）病理因素对药效和药物毒性会有所改变。
（3）合并用药导致药物之间的协同和拮抗作用。
（4）生理、心理及社会因素对药物使用有效性、安全性的影响。

二、药品上市后再评价管理

（一）我国药品再评价法律制度体系现状

为保障药品上市后安全，我国现已初步构建了药品再评价法律制度体系。2017 年 10 月 8 日，中共中央办公厅、国务院办公厅印发的《关于深化审评审批制度改革鼓励药品医疗器械创新的意见》第 25 条、第 26 条提出"开展药品注射剂再评价"和"完善医疗器械再评价制度"，并且都对上市许可持有人开展药品再评价的要求进行了相关说明。2018 年 9 月 29 日，国家药品监督管理局发布《关于药品上市许可持有人直接报告不良反应事宜的公告》，旨在进一步完善药品不良反应监测制度。由此可见，我国正逐步建立起涵盖药品再评价制度，以及与药品再评价相关的不良反应报告与监测制度、Ⅳ期临床试验制度、新药监测期制度及再注册制度等内容的药品再评价法律制度体系，具体情况见表 7-3。

表 7-3　我国药品再评价法律制度体系

法律制度	监控对象	监管主体	评价方法	结果应用	制度作用
再评价制度	已上市药品	国家药品监督管理局药品评价中心	药品有效性评价、药品不良反应评价、药物经济学评价、药品质量评价	依据再评价结果采取风险管理措施	对药品安全性、有效性进行评价，作为药品再注册的主要依据
不良反应报告与监测制度	已上市药品	国家药品不良反应监测系统	对药品不良反应开展报告、监测及监督管理	责令修改药品说明书、暂停生产、销售和使用的措施，撤销该药品批准证件文件	获取药品安全信息、识别药品安全风险信号，是药品再评价的主要安全性信息来源
Ⅳ期临床试验制度	上市新药	国家药品监督管理局药品评价中心	Ⅳ期临床试验	用于再注册评价	药品再注册评价的主要依据
新药监测期制度	监测期内的上市新药	药品化妆品监管司	报告所有药品不良反应，递交年度安全性更新报告	再注册或撤销、召回	评价药品是否能继续上市销售
再注册制度	批准文号到期药品	药品化妆品注册司	审查申请材料	决定重新派发批准文号	药品再评价的最终验收程序，评价药品能否继续上市

（二）药品上市后再评价的组织机构

国务院药品监督管理部门主管全国药品上市后的再评价工作，省级药品监督管理部门协助监督管理本行政区域内药品上市后再评价工作。国家药品监督管理局药品评价中心承担药品上市后再评价的具体技术业务工作，其主要负责组织制定和修定药品不良反应监测与上市后安全性评价，以及药物滥用监测的技术标准和规范，组织开展药品不良反应、药物滥用监测工作，开展药品上市后安全性评价工作，指导地方相关监测与上市后安全性评价工作。

（三）药品上市后再评价内容

药品上市后再评价主要包括三方面的内容：药品安全性评价、药品有效性评价和药物经济学评价。

1. 药品安全性评价　药物的安全性评价是一个从实验室到临床，又从临床到实验室的往复过程。在广大人群中考察长时间应用药品发生的不良反应、停药后发生的不良反应，以及研究影响药品安全性的因素，如机体因素、遗传因素、给药方法、药物相互作用等是药品上市后再评价的主要内容之一。可采取回顾性或前瞻性方法对不良反应病例进行分析，必要时采用流行病学方法进行研究，以便得出准确的评价结论。

2. 药品有效性评价　药品上市后的有效性评价是指对已上市药品在实际人群应用中

的有效率、长期效果和新的适应证，以及临床疗效中存在的可能影响药品疗效的各种因素（治疗方案、患者年龄、生理状况、合并用药、食物等）进行跟踪调查。其再评价的内容应包括对现有临床适应证疗效的再评价、新适应证疗效的再评价。药品的有效性评价可借助药效学、药动学、药剂学方法及临床疗效方法给予评价。

3. 药物经济学评价　药物经济学评价将药物的成本研究与临床疗效研究联合起来，目的是如何合理地选择和利用药物，高效、安全又经济地提供医疗保健服务，使患者得到最佳的治疗效果和最小的经济负担，从而最大限度地合理利用现有药物资源。常用的分析方法有最小成本分析、成本效果分析、成本收益分析等。

（四）药品上市后再评价的处理方式

药品上市后再评价的处理方式有停止生产、销售、使用，注销药品注册证书，修改药品说明书及不予再注册。

1. 停止生产、销售、使用　《药品管理法》第 81 条规定：药品上市许可持有人、药品生产企业、药品经营企业和医疗机构应当经常考察本单位所生产、经营、使用的药品质量、疗效和不良反应。发现疑似不良反应的，应当及时向药品监督管理部门和卫生健康主管部门报告。具体办法由国务院药品监督管理部门会同国务院卫生健康主管部门制定。

对已确认发生严重不良反应的药品，由国务院药品监督管理部门或者省、自治区、直辖市人民政府药品监督管理部门根据实际情况采取停止生产、销售、使用等紧急控制措施，并应当在 5 日内组织鉴定，自鉴定结论做出之日起 15 日内依法做出行政处理决定。

2. 注销药品注册证书　《药品管理法》第 83 条规定：药品上市许可持有人应当对已上市药品的安全性、有效性和质量可控性定期开展上市后评价。必要时，国务院药品监督管理部门可以责令药品上市许可持有人开展上市后评价或者直接组织开展上市后评价。经评价，对疗效不确切、不良反应大或者因其他原因危害人体健康的药品，应当注销药品注册证书。

3. 修改药品说明书　《药品管理法实施条例》第 40 条规定：国务院药品监督管理部门对已批准生产、销售的药品进行再评价，根据药品再评价结果，可以采取责令修改药品说明书，暂停生产、销售和使用的措施；对不良反应大或者其他原因危害人体健康的药品，应当撤销该药品批准证明文件。

《药品注册管理办法》第 76 条规定：药品批准上市后，持有人应当持续开展药品安全性和有效性研究，根据有关数据及时备案或者提出修定说明书的补充申请，不断更新完善说明书和标签。药品监督管理部门依职责可以根据药品不良反应监测和药品上市后评价结果等，要求持有人对说明书和标签进行修定。

4. 不予再注册　《药品注册管理办法》第 84 条规定：经上市后评价，属于疗效不确切、不良反应大或者因其他原因危害人体健康的不予再注册。

本章小结

药品在保障人体健康和促进人类社会发展的同时，在疾病治疗的过程中也常常伴随出现与用药目的无关甚至相反的作用，损害患者身心健康，甚至造成残疾或死亡，加强不良反应监测有着重要意义。《中华人民共和国药事管理法》指出国家实行药品不良反应报告制度，《药品不良反应报告和监测管理办法》为开展药品不良反应监测管理提供了具体依据。法律规章明确了药品不良反应的报告主体、报告要求、监督主体、报告和处置、评价与控制。药品上市前的临床研究由于受到各种因素的限制，这一阶段获得的药品安全性和有效性评价结果有其局限性，上市后的药品也并非绝对安全，有必要进行上市后再评价。当前，我国已形成了相对健全的药品再评价法律制度体系，有明确的药品上市后再评价的组织机构、评价内容、处理方式。将药品上市前评价和上市后再评价有机结合起来，是提高药品使用安全性、有效性的重要手段。

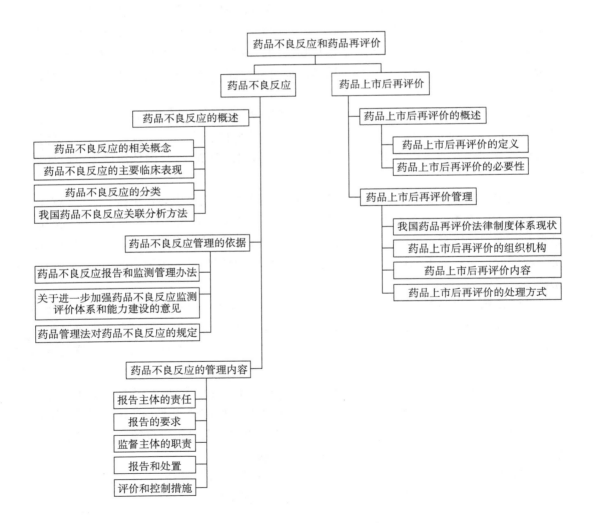

第八章 特殊管理的药品要义 ▷▷▷

学习目的

学习了解精神药品、麻醉药品、放射性药品、医疗用毒性药品、疫苗、药品类易制毒化学品等特殊管理药品的概念、管理依据、管理内容；培养特殊管理药品规范管理的意识和能力；提高特殊管理药品的管理素养。

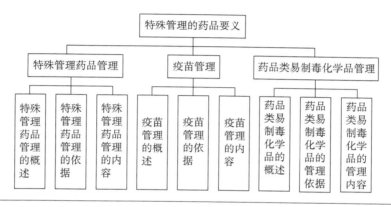

第一节 特殊管理药品管理

特殊管理药品，是指国家制定法律制度，实行比其他药品更加严格的管制的药品。狭义的特殊管理药品主要指麻醉药品、精神药品、医疗用毒性药品、放射性药品。广义的特殊药品除了以上四类外，还包括药品类易制毒化学品、兴奋剂、含特殊药品类复方制剂（含麻黄碱类复方制剂、含可待因复方口服溶液等）及预防性生物制品（疫苗）。

一、特殊管理药品管理的概述

（一）麻醉药品和精神药品的概念

麻醉药品是指对中枢神经有麻醉作用，连续使用、滥用或者不合理使用，易产生身体依赖性和精神依赖性，能成瘾癖的药品。

精神药品是指直接作用于中枢神经系统，使之兴奋或抑制，连续使用能产生依赖性的药品。

（二）麻醉药品和精神药品的品种

2013 年 11 月 11 日，国家食品药品监督管理总局、公安部和国家卫生和计划生育委员会公布了《麻醉药品品种目录》（2013 年版）和《精神药品品种目录》（2013 年版）。

1. 麻醉药品品种 我国规定麻醉药品的品种主要包括阿片类、阿片生物碱类、可卡因类、大麻类、人工合成麻醉药品类及国家药品监督管理部门规定的其他易成瘾癖的药品、药用原植物及制剂。

《麻醉药品品种目录》（2013 年版）共 121 个品种，其中我国生产及使用的品种有 22 个，见表 8-1。

表 8-1 我国生产及使用的《麻醉药品品种目录》（2013 年版）

品种名称	品种名称
1. 可卡因	12. 哌替啶
2. 罂粟浓缩物	13. 瑞芬太尼
3. 二氢埃托啡	14. 舒芬太尼
4. 地芬诺酯	15. 蒂巴因
5. 芬太尼	16. 可待因
6. 氢可酮	17. 右丙氧芬
7. 氢吗啡酮	18. 双氢可待因
8. 美沙酮	19. 乙基吗啡
9. 吗啡	20. 福尔可定
10. 阿片	21. 布桂嗪
11. 羟考酮	22. 罂粟壳

2. 精神药品品种 依据使人类产生依赖性和危害人体健康的程度，可将精神药品分为第一类精神药品和第二类精神药品，第一类精神药品比第二类精神药品更易产生依赖性，对人体健康的危害更大。

《精神药品品种目录》（2013 年版）共有 149 个品种，其中我国生产及使用的第一类精神药品有 7 个品种、第二类精神药品有 29 个品种，见表 8-2。

2023 年 4 月 18 日，根据《麻醉药品和精神药品管理条例》有关规定，国家药品监督管理局、公安部、国家卫生健康委员会对麻醉药品和精神药品目录进行了第一次调整并发布公告。公告内容包括：将奥赛利定列入麻醉药品目录；将苏沃雷生、吡仑帕奈、依他佐辛、曲马多复方制剂列入第二类精神药品目录；将每剂量单位含氢可酮碱大于 5 毫克，且不含其他麻醉药品、精神药品或药品类易制毒化学品的复方口服固体制剂列入第一类精神药品目录；将每剂量单位含氢可酮碱不超过 5 毫克，且不含其他麻醉药品、精神药品或药品类易制毒化学品的复方口服固体制剂列入第二类精神药品目录。本公告自 2023 年 7 月 1 日起施行。

2023 年 9 月 11 日，根据《麻醉药品和精神药品管理条例》有关规定，国家药品监督管理局、公安部、国家卫生健康委员会对麻醉药品和精神药品目录进行了第二次调整并发布公告。公告内容包括：将泰吉利定列入麻醉药品目录；将地达西尼、依托咪酯（在中国境内批准上市的含依托咪酯的药品制剂除外）列入第二类精神药品目录；将莫达非尼由第一类精神药品调整为第二类精神药品。本公告自 2023 年 10 月 1 日起施行。

表 8-2　我国生产及使用的精神药品品种目录（2013 年版）

第一类精神药品	
1. 哌醋甲酯	5. 氯胺酮
2. 司可巴比妥	6. 马吲哚
3. 丁丙诺啡	7. 三唑仑
4. γ-羟丁酸	

第二类精神药品	
1. 异戊巴比妥	16. 奥沙西泮
2. 格鲁米特	17. 匹莫林
3. 喷他佐辛	18. 苯巴比妥
4. 戊巴比妥	19. 唑吡坦
5. 阿普唑仑	20. 丁丙诺啡透皮贴剂
6. 巴比妥	21. 布托啡诺及其注射剂
7. 氯氮䓬	22. 咖啡因
8. 氯硝西泮	23. 安钠咖
9. 地西泮	24. 地佐辛及其注射剂
10. 艾司唑仑	25. 麦角胺咖啡因片
11. 氟西泮	26. 氨酚氢可酮片
12. 劳拉西泮	27. 曲马多
13. 甲丙氨酯	28. 扎来普隆
14. 咪达唑仑	29. 佐匹克隆
15. 硝西泮	

（三）医疗用毒性药品的概念与品种

医疗用毒性药品是指毒性剧烈、治疗剂量与中毒剂量相近、使用不当会致人中毒或死亡的药品。医疗用毒性药品可分为毒性中药和毒性西药，具体品种如下。

1. 毒性中药品种　　毒性中药品种主要指原药材和饮片，不包含制剂，目前我国按照毒性中药品种管理的共有 27 个品种，具体包括砒石（红砒、白砒）、砒霜、生川乌、生马钱子、生甘遂、生草乌、雄黄、红娘虫、生白附子、生附子、水银、生巴豆、白降丹、生千金子、生半夏、斑蝥、青娘虫、洋金花、生天仙子、生男星、红粉、生藤黄、蟾酥、雪上一枝蒿、生狼毒、轻粉、闹羊花。

2. 毒性西药品种　　毒性西药品种主要针对的是原料药，目前我国按照毒性西药品种管理的共有 13 个品种，具体包括去乙酰毛花苷 C、阿托品、洋地黄毒苷、氢溴酸后马托品、三氧化二砷、毛果芸香碱、升汞、水杨酸毒扁豆碱、亚砷酸钾、氢溴酸东莨菪碱、士的宁、亚砷酸注射液、A 型肉毒毒素及其制剂。其中士的宁、阿托品、毛果芸香碱等包括其盐类化合物。

（四）放射性药品的概念与分类

1. 放射性药品的概念　　放射性药品是指用于临床诊断或者治疗的放射性核素制剂或者其标记药物，包括裂变制品、堆照制品、加速器制品、放射性同位素发生器及其配套药盒、放射免疫分析药盒等。

2. 放射性药品的分类　　按核素分类：一类是放射性核素本身即是药物的主要组成部分，如碘 ^{131}、碘 ^{125} 等，是利用其本身的生理、生化或理化特性以达到诊断或治疗的目的；另一类是利用放射性核素标记的药物如碘 ^{131}– 邻碘马尿酸钠，其示踪作用是通过被标记物本身的代谢过程来体现的。

按医疗用途分类：放射药品主要用于诊断治疗，即利用放射性药品对人体各脏器进行功能、代谢的检查及动态或静态的体外显像，如甲状腺吸碘 ^{131} 试验、碘 ^{131}– 邻碘马尿酸钠肾图及甲状腺、脑、肝、肾显像等；少量用于治疗如碘 ^{131} 治疗甲亢、磷 ^{32}、锶 ^{90} 敷贴治疗皮肤病等。

二、特殊管理药品管理的依据

我国政府高度重视特殊管理药品的监管。1984 年，《药品管理法》规定："国家对麻醉药品、精神药品、毒性药品、放射性药品，实行特殊的管理办法。管理办法由国务院制定。"2019 年 8 月 26 日新修定的《药品管理法》，对特殊管理药品的监管要求做了更明确的规定，如第 32 条规定："药品上市许可持有人可以自行生产药品，也可以委托药品生产企业生产。血液制品、麻醉药品、精神药品、医疗用毒性药品、药品类易制毒化学品不得委托生产，但是，国务院药品监督管理部门另有规定的除外。"第四十九条规定："药品包装应当按照规定印有或者贴有标签并附有说明书。麻醉药品、精神药品、医疗用毒性药品、放射性药品、外用药品和非处方药的标签、说明书，应当印有规定的标志。"第 61 条规定："疫苗、血液制品、麻醉药品、精神药品、医疗用毒性药品、放射性药品、药品类易制毒化学品等国家实行特殊管理的药品不得在网络上销售。"第六十六条规定："进口、出口麻醉药品和国家规定范围内的精神药品，应当持有国务院药品监督管理部门颁发的进口准许证、出口准许证。"

为加强麻醉药品和精神药品的管理，保证麻醉药品和精神药品的合法、安全、合理使用，防止流入非法渠道，国务院先后于 1987 年和 1988 年颁布《麻醉药品管理办法》和《精神药品管理办法》。2005 年 8 月 3 日，国务院公布《麻醉药品和精神药品管理条例》，自 2005 年 11 月 1 日起施行。2013 年 12 月 7 日、2016 年 2 月 6 日，国务院对其中个别条款做了两次修定。此外，国务院药品监督管理部门颁布了《麻醉药品和精神药品邮寄管理办法》《麻醉药品和精神药品生产管理办法（试行）》《麻醉药品和精神药品经营管理办法（试行）》《麻醉药品和精神药品运输管理办法》等。国务院卫生行政部门也颁布了《麻醉药品、精神药品处方管理规定》《医疗机构麻醉药品、第一类精神药品管理规定》等。

对其他特殊管理的药品，我国政府也实行严格的管理。为加强毒性药品的管理，防止中毒或死亡事故的发生，1988 年 12 月 27 日，国务院颁布了《医疗用毒性药品管理办法》。为了加强放射性药品的管理，1989 年 1 月 13 日，国务院颁布了《放射性药品管理办法》，2011 年、2017 年国务院分别对《放射性药品管理办法》进行了修定。

三、特殊管理药品管理的内容

（一）麻醉药品和精神药品的管理

1. 监督管理部门 国务院药品监督管理部门负责全国麻醉药品和精神药品的监督管理工作，并会同国务院农业主管部门对麻醉药品药用原植物实施监督管理。国务院公安部门负责对造成麻醉药品药用原植物、麻醉药品和精神药品流入非法渠道的行为进行查处。国务院其他有关主管部门在各自的职责范围内负责与麻醉药品和精神药品有关的监督管理工作。

省级药品监督管理部门负责本行政区域内麻醉药品和精神药品的监督管理工作。县级以上地方公安机关负责对本行政区域内造成麻醉药品和精神药品流入非法渠道的行为进行查处。县级以上地方人民政府其他有关主管部门在各自的职责范围内负责与麻醉药品和精神药品有关的监督管理工作。

2. 麻醉药品药用原植物的种植管理 国家对麻醉药品药用原植物的种植实行总量控制。国务院药品监督管理部门根据麻醉药品和精神药品的需求总量制定年度生产计划。同时，与国务院农业主管部门根据麻醉药品年度生产计划，制定麻醉药品药用原植物年度种植计划。麻醉药品药用原植物种植企业应当根据年度种植计划种植，并定期向国务院药品监督管理部门和国务院农业主管部门报告种植情况。麻醉药品药用原植物种植企业由国务院药品监督管理部门和国务院农业主管部门共同确定，其他单位和个人不得种植麻醉药品药用原植物。

3. 麻醉药品和精神药品的实验研究管理 开展麻醉药品和精神药品实验研究活动应当具备下列条件，并经国务院药品监督管理部门批准：①以医疗、科学研究或者教学为目的。②有保证实验所需麻醉药品和精神药品安全的措施和管理制度。③单位及其工作人员两年内没有违反有关禁毒的法律、行政法规规定的行为。

药品研究单位在普通药品的实验研究过程中，产生《麻醉药品和精神药品管理条例》规定的管制品种的，应当立即停止实验研究活动，并向国务院药品监督管理部门报告。国务院药品监督管理部门应当根据情况，及时做出是否同意其继续实验研究的决定。

麻醉药品和第一类精神药品的临床试验，不得以健康人为受试对象。麻醉药品和精神药品的实验研究单位申请相关药品批准证明文件，应当依照《药品管理法》的规定办理；需要转让研究成果的，应当经国务院药品监督管理部门批准。

4. 麻醉药品和精神药品的生产管理　实行定点生产的方式。

（1）定点生产制度　国家对麻醉药品和精神药品实行定点生产制度。由国家药品监督管理部门根据麻醉药品和精神药品的需求总量制订年度生产计划。

（2）定点生产企业的审批　麻醉药品和精神药品的定点生产企业应当具备下列条件：①有药品生产许可证。②有麻醉药品和精神药品实验研究批准文件。③有符合规定的麻醉药品和精神药品生产设施、储存条件和相应的安全管理设施。④有通过网络实施企业安全生产管理和向药品监督管理部门报告生产信息的能力。⑤有保证麻醉药品和精神药品安全生产的管理制度。⑥有与麻醉药品和精神药品安全生产要求相适应的管理水平和经营规模。⑦麻醉药品和精神药品生产管理、质量管理部门的人员应当熟悉麻醉药品和精神药品管理，以及有关禁毒的法律、行政法规。⑧没有生产、销售假药、劣药或者违反有关禁毒的法律、行政法规规定的行为。⑨符合国务院药品监督管理部门公布的麻醉药品和精神药品定点生产企业数量和布局的要求。

从事麻醉药品、精神药品生产的企业，应当经所在地省、自治区、直辖市人民政府药品监督管理部门批准。

（3）生产管理　定点生产企业生产麻醉药品和精神药品，应当依照药品管理法的规定取得药品批准文号。国务院药品监督管理部门应当组织医学、药学、社会学、伦理学和禁毒学等方面的专家成立专家组，由专家组对申请首次上市的麻醉药品和精神药品的社会危害性和被滥用的可能性进行评价，并提出是否批准的建议。未取得药品批准文号的，不得生产麻醉药品和精神药品。经批准定点生产的麻醉药品、第一类精神药品和第二类精神药品原料药不得委托加工。第二类精神药品制剂可以委托加工。

定点生产企业应当依照规定将麻醉药品和精神药品销售给具有麻醉药品和精神药品经营资格的企业或者依照条例规定批准的其他单位。定点生产企业的销售管理参见《麻醉药品和精神药品生产管理办法（试行）》的相关规定。麻醉药品和精神药品的标签应当印有国务院药品监督管理部门规定的标志。

5. 麻醉药品和精神药品的经营管理　实行定点经营。

（1）定点经营制度　国家对麻醉药品和精神药品实行定点经营制度。国家药品监督管理部门根据麻醉药品和第一类精神药品需求总量，确定从事麻醉药品和第一类精神药品批发业务的企业的布局、数量，并根据年度需求总量的变化进行调整、公布。

（2）定点经营企业的审批　麻醉药品和精神药品定点批发企业除应当具备《中华人民共和国药品管理法》第52条规定的药品经营企业的开办条件外，还应当具备下列条件：①有符合规定的麻醉药品和精神药品储存条件。②有通过网络实施企业安全管理和向药品监督管理部门报告经营信息的能力。③单位及其工作人员两年内没有违反有关禁毒的法律、行政法规规定的行为。④符合国务院药品监督管理部门公布的定点批发企业布局。

麻醉药品和第一类精神药品的定点批发企业，还应当具有保证供应责任区域内医疗机构所需麻醉药品和第一类精神药品的能力，并具有保证麻醉药品和第一类精神药品安全经营的管理制度。

跨省、自治区、直辖市从事麻醉药品和第一类精神药品批发业务的企业（全国性批发企业），应当经国务院药品监督管理部门批准；在本省、自治区、直辖市行政区域内从事麻醉药品和第一类精神药品批发业务的企业（区域性批发企业），应当经所在地省、自治区、直辖市人民政府药品监督管理部门批准。专门从事第二类精神药品批发业务的企业，应当经所在地省、自治区、直辖市人民政府药品监督管理部门批准。全国性批发企业和区域性批发企业可以从事第二类精神药品批发业务。

（3）麻醉药品和第一类精神药品的经营管理　全国性批发企业在确保责任区内区域性批发企业供药的基础上，可以在全国范围内向其他区域性批发企业销售麻醉药品和第一类精神药品。

全国性批发企业向医疗机构销售麻醉药品和第一类精神药品，应当向医疗机构所在地省、自治区、直辖市药品监督管理部门提出申请，药品监督管理部门应当在统筹、确定全国性批发企业与区域性批发企业在本行政区域内的供药责任区后，做出是否批准的决定。

区域性批发企业在确保责任区内医疗机构供药的基础上，可以在本省行政区域内向其他医疗机构销售麻醉药品和第一类精神药品。

由于特殊地理位置原因，区域性批发企业需要就近向其他省级行政区内取得麻醉药品和第一类精神药品使用资格的医疗机构销售麻醉药品和第一类精神药品的，应当向所在地省、自治区、直辖市药品监督管理部门提出申请，受理申请的药品监督管理部门认为可行的，应当与医疗机构所在地省、自治区、直辖市药品监督管理部门协调，提出明确的相应区域性批发企业供药责任调整意见，报原国家食品药品监督管理局批准后，方可开展相应经营活动。

麻醉药品和第一类精神药品不得零售。企业、单位之间购销麻醉药品和精神药品一律禁止使用现金进行交易。

（4）第二类精神药品的经营管理　第二类精神药品定点批发企业可向医疗机构、定点批发企业和符合规定的零售连锁企业销售第二类精神药品。

从事第二类精神药品零售的连锁企业，应严格执行统一进货、统一配送和统一管理，由本企业直接配送，不得委托配送。

第二类精神药品零售企业须凭执业药师出具的处方，按规定剂量销售第二类精神药品，并将处方保存两年备查；禁止超剂量或无处方销售第二类精神药品；不得向未成年人销售第二类精神药品。

6. 麻醉药品和精神药品的使用管理　使用管理严格，从购进、印签卡、处方、医疗机构借用等都有严格规定。

（1）购进使用管理　药品生产企业需要以麻醉药品和第一类精神药品为原料生产普通药品的，应当向所在地省、自治区、直辖市人民政府药品监督管理部门报送年度需求计划，由省、自治区、直辖市人民政府药品监督管理部门汇总报国务院药品监督管理部门批准后，向定点生产企业购买。需要以第二类精神药品为原料生产普通药品的，应当将年度需求计划报所在地省、自治区、直辖市人民政府药品监督管理部门，并向定点批发企业或者定点生产企业购买。

科学研究、教学单位需要使用麻醉药品和精神药品开展实验、教学活动的，应当经所在地省、自治区、直辖市人民政府药品监督管理部门批准，向定点批发企业或者定点生产企业购买。需要使用麻醉药品和精神药品的标准品、对照品的，应当经所在地省、自治区、直辖市人民政府药品监督管理部门批准，向国务院药品监督管理部门批准的单位购买。

医疗机构需要使用麻醉药品和第一类精神药品的，应当经所在地设区的市级人民政府卫生主管部门批准，取得麻醉药品、第一类精神药品购用印鉴卡（以下称印鉴卡）。医疗机构应当凭印鉴卡向本省、自治区、直辖市行政区域内的定点批发企业购买麻醉药品和第一类精神药品。

（2）印鉴卡管理　医疗机构取得印鉴卡应当具备下列条件：①有专职的麻醉药品和第一类精神药品管理人员。②有获得麻醉药品和第一类精神药品处方资格的执业医师。③有保证麻醉药品和第一类精神药品安全储存的设施和管理制度。

《印鉴卡》有效期为3年。《印鉴卡》有效期满前3个月，医疗机构应当向市级卫生行政部门重新提出申请；《印鉴卡》有效期满需换领新卡的医疗机构，还应当提交《印鉴卡》有效期期间内麻醉药品、第一类精神药品的使用情况。

（3）处方资格及处方管理　医疗机构应当按照国务院卫生主管部门的规定，对本单位执业医师进行有关麻醉药品和精神药品使用知识的培训、考核，经考核合格的，授予麻醉药品和第一类精神药品处方资格。执业医师取得麻醉药品和第一类精神药品的处方资格后，方可在本医疗机构开具麻醉药品和第一类精神药品处方，但不得为自己开具该种处方。

执业医师应当使用专用处方开具麻醉药品和精神药品，单张处方的最大用量应当符合国务院卫生主管部门的规定。

对麻醉药品和第一类精神药品处方，处方的调配人、核对人应当仔细核对，签署姓名，并予以登记；对不符合本条例规定的，处方的调配人、核对人应当拒绝发药。

医疗机构应当对麻醉药品和第一类精神药品处方进行专册登记，加强管理。麻醉药品处方至少保存3年，精神药品处方至少保存两年。

（4）医疗机构借用及制剂配制管理　医疗机构抢救患者急需麻醉药品和第一类精神药品而本医疗机构无法提供时，可以从其他医疗机构或者定点批发企业紧急借用；抢救工作结束后，应当及时将借用情况报所在地设区的市级药品监督管理部门和卫生主管部门备案。

对临床需要而市场无供应的麻醉药品和精神药品，持有医疗机构制剂许可证和印鉴卡的医疗机构需要配制制剂的，应当经所在地省、自治区、直辖市人民政府药品监督管理部门批准。医疗机构配制的麻醉药品和精神药品制剂只能在本医疗机构使用，不得对外销售。

7. 麻醉药品和精神药品的储存和运输管理　在运输和储存方面都不同于非特殊管理药品。

（1）麻醉药品和精神药品的储存　麻醉药品药用原植物种植企业、定点生产企业、全国性批发企业和区域性批发企业，以及国家设立的麻醉药品储存单位，应当设置储存麻醉药品和第一类精神药品的专库。该专库应当符合下列要求：①安装专用防盗门，实行双人双锁管理。②具有相应的防火设施。③具有监控设施和报警装置，报警装置应当与公安机关报警系统联网。麻醉药品定点生产企业应当将麻醉药品原料药和制剂分别存放。

麻醉药品和第一类精神药品的使用单位应当设立专库或者专柜用于储存麻醉药品和第一类精神药品。专库应当设有防盗设施并安装报警装置；专柜应当使用保险柜。专库和专柜应当实行双人双锁管理。

麻醉药品药用原植物种植企业、定点生产企业、全国性批发企业和区域性批发企业、国家设立的麻醉药品储存单位，以及麻醉药品和第一类精神药品的使用单位，应当配备专人负责管理工作，并建立储存麻醉药品和第一类精神药品的专用账册。药品入库双人验收，出库双人复核，做到账物相符。专用账册的保存期限应当自药品有效期期满之日起 55 年。

第二类精神药品经营企业应当在药品库房中设立独立的专库或者专柜储存第二类精神药品，并建立专用账册，实行专人管理。专用账册的保存期限应当自药品有效期期满之日起不少于 5 年。

（2）麻醉药品和精神药品的运输　托运、承运和自行运输麻醉药品和精神药品的，应当采取安全保障措施，防止麻醉药品和精神药品在运输过程中被盗、被抢、丢失。

通过铁路运输麻醉药品和第一类精神药品的，应当使用集装箱或者铁路行李车运输，具体办法由国务院药品监督管理部门会同国务院铁路主管部门制定。没有铁路需要通过公路或者水路运输麻醉药品和第一类精神药品的，应当由专人负责押运。

托运或者自行运输麻醉药品和第一类精神药品的单位，应当向所在地设区的市级药品监督管理部门申请领取运输证明。运输证明有效期为 1 年。运输证明应当由专人保管，不得涂改、转让、转借。

托运人办理麻醉药品和第一类精神药品运输手续，应当将运输证明副本交付承运人。承运人应当查验、收存运输证明副本，并检查货物包装。没有运输证明或者货物包装不符合规定的，承运人不得承运。承运人在运输过程中应当携带运输证明副本，以备查验。

（3）麻醉药品和精神药品的邮寄　邮寄麻醉药品和精神药品，寄件人应当提交所在地设区的市级药品监督管理部门出具的准予邮寄证明。邮政营业机构应当查验、收存准予邮寄证明；没有准予邮寄证明的，邮政营业机构不得收寄。

省、自治区、直辖市邮政主管部门指定符合安全保障条件的邮政营业机构负责收寄麻醉药品和精神药品。邮政营业机构收寄麻醉药品和精神药品，应当依法对收寄的麻醉药品和精神药品予以查验。

（4）企业间药品运输的信息管理　定点生产企业、全国性批发企业和区域性批发企业之间运输麻醉药品、第一类精神药品，发货人在发货前应当向所在地省、自治区、直辖市人民政府药品监督管理部门报送本次运输的相关信息。属于跨省、自治区、直辖市运输的，收到信息的药品监督管理部门应当向收货人所在地的同级药品监督管理部门通报；属于在本省、自治区、直辖市行政区域内运输的，收到信息的药品监督管理部门应当向收货人所在地设区的市级市场监督管理部门通报。

（二）医疗用毒性药品的管理

1. 医疗用毒性药品的生产管理　毒性药品年度生产、收购、供应和配制计划，由省、自治区、直辖市医药管理部门根据医疗需要制定，经省、自治区、直辖市卫生行政部门审核后，由医药管理部门下达给指定的毒性药品生产、收购、供应单位，并抄报原卫生部、原国家医药管理局和国家中医药管理局。生产单位不得擅自改变生产计划，自行销售。

药品生产企业必须由医药专业人员负责生产、配制和质量检验，并建立严格的管理制度，严防与其他药品混杂。每次配料，必须经两人以上复核无误，并详细记录每次生产所用原料和成品数，经手人要签字备查。所有工具、容器要处理干净，以防污染其他药品。标示量要准确无误，包装容器要有毒药标志。

凡加工炮制毒性的中药，必须按照《中国药典》或者省、自治区、直辖市卫生行政部门制定的《炮制规范》规定进行。药材符合药用要求的，方可供应、配方和用于中成药生产。

生产毒性药品及其制剂，必须严格执行生产工艺操作规程，在本单位药品检验人员的监督下准确投料，并建立完整的生产记录，保存 5 年备查。在生产毒性药品过程中产生的废弃物，必须妥善处理，不得污染环境。

2. 医疗用毒性药品的经营管理　毒性药品的收购、经营，由各级医药管理部门指定的药品经营单位负责；配方用药由经政府批准、具备医疗用毒性药品经营资格的药品经营机构、医疗单位负责。其他任何单位或者个人均不得从事毒性药品的收购、经营和配方业务。

收购、经营、加工、使用毒性药品的单位必须建立健全保管、验收、领发、核对等制度；严防收假、发错，严禁与其他药品混杂，做到划定仓间或仓位，专柜加锁并由专人保管。

毒性药品的包装容器上必须印有毒药标志，在运输毒性药品的过程中，应当采取有效措施，防止发生事故。

3. 医疗用毒性药品的使用管理　医疗单位供应和调配毒性药品，凭医生签名的正式处方。药品经营企业供应和调配毒性药品，凭盖有医生所在的医疗单位公章的正式处方。每次处方剂量不得超过两日剂量。调配处方时，必须认真负责，计量准确，按医嘱注明要求，并由配方人员及具有药师以上技术职称的复核人员签名盖章后方可发出。对处方未注明"生用"的毒性中药，应当付炮制品。如发现处方有疑问时，须经原处方医生重新审定后再行调配。处方一次有效，取药后处方保存两年备查。

科研和教学单位所需的毒性药品，必须持本单位的证明信，经单位所在地县以上卫生行政部门批准后，供应部门方能发售。

群众自配民间单、秘、验方需用毒性中药，购买时要持有本单位或者城市街道办事处、乡（镇）人民政府的证明信，供应部门方可发售。每次购用量不得超过两日剂量。

（三）放射性药品的管理

1. 放射性药品的生产、经营管理　放射性药品生产、经营企业，必须向国务院国防科技工业主管部门报送年度生产、经营计划，并抄报卫生管理部门。国家根据需要，对放射性药品实行合理布局，定点生产。申请开办放射性药品生产、经营的企业，应征得国防科技工业主管部门的同意后，方可按有关规定办理筹建手续。

开办放射性药品生产、经营企业，必须具备《药品管理法》规定的条件，符合国家有关放射性同位素安全和防护的规定与标准，并履行环境影响评价文件的审批手续；开办放射性药品生产企业，经国务院国防科技工业主管部门审查同意，国务院药品监督管理部门审核批准后，由所在省，自治区、直辖市药品监督管理部门发给《放射性药品生产许可证》；开办放射性药品经营企业，经国务院药品监督管理部门审核并征求国务院国防科技工业主管部门意见后批准的，由所在省、自治区、直辖市药品监督管理部门发给《放射性药品经营企业许可证》。无许可证的生产、经营企业，一律不准生产、销售放射性药品。

放射性药品生产企业生产已有国家标准的放射性药品，必须经国务院药品监督管理部门征求国务院国防科技工业主管部门意见后审核批准，并发给批准文号。凡是改变国务院药品监督管理部门已批准的生产工艺路线和药品标准的，生产单位必须按原报批程序提出补充申请，经国务院药品监督管理部门批准后方能生产。

放射性药品生产、经营企业，必须配备与生产、经营放射性药品相适应的专业技术人员，具有安全、防护和废气、废物、废水处理等设施，并建立严格的质量管理制度。

放射性药品生产、经营企业，必须建立质量检验机构，严格实行生产全过程的质量控制和检验。经国务院药品监督管理部门审核批准的含有短半衰期放射性核素的药品，可以边检验边出厂，但发现质量不符合国家药品标准时，该药品的生产企业应当立即停止生产、销售，并立即通知使用单位停止使用，同时报告国务院药品监督管理、卫生行政、国防科技工业主管部门。

放射性药品的生产、经营单位和医疗单位凭省、自治区、直辖市药品监督管理部门发给的《放射性药品生产许可证》《放射性药品经营许可证》，医疗单位凭省、自治区、直辖市药品监督管理部门发给的《放射性药品使用许可证》，开展放射性药品的购销活动。

2. 放射性药品的使用管理　医疗单位设置核医学科、室（同位素室），必须配备与其医疗任务相适应的并经核医学技术培训的技术人员。非核医学专业技术人员未经培训，不得从事放射性药品使用工作。

医疗单位使用放射性药品，必须符合国家有关放射性同位素安全和防护的规定。所在地的省、自治区、直辖市药品监督管理部门，应当根据医疗单位和医疗技术人员的水平、设备条件，核发相应等级的《放射性药品使用许可证》，无许可证的医疗单位不得临床使用放射性药品。

第二节　疫苗管理

一、疫苗管理的概述

（一）疫苗的定义

疫苗是指为预防、控制疾病的发生、流行，用于人体免疫接种的预防性生物制品，包括免疫规划疫苗和非免疫规划疫苗。

（二）疫苗的分类

1. 免疫规划疫苗　免疫规划疫苗，是指居民应当按照政府的规定接种的疫苗，包括国家免疫规划确定的疫苗，省级人民政府在执行国家免疫规划疫苗时增加的疫苗，以及县级以上人民政府或者其卫生健康主管部门组织的应急接种或者群体性预防接种所使用的疫苗。国家免疫规划疫苗包括乙肝疫苗、卡介苗、脊灰灭活疫苗、脊灰减毒活疫苗、百白破疫苗、麻风疫苗等。

国家实行免疫规划制度，因此居住在中国境内的居民，依法享有接种免疫规划疫苗的权利，履行接种免疫规划疫苗的义务。政府免费向居民提供免疫规划疫苗。县级以上人民政府及其有关部门应当保障适龄儿童接种免疫规划疫苗。监护人应当依法保证适龄儿童按时接种免疫规划疫苗。

2. 非免疫规划疫苗　非免疫规划疫苗，是指由居民自愿接种的其他疫苗，如狂犬病疫苗、破伤风疫苗等。接种单位接种非免疫规划疫苗，除收取疫苗费用外，还可以收取接种服务费。接种服务费的收费标准由省级人民政府价格主管部门会同财政部门制定。

二、疫苗管理的依据

为保障社会公众身体健康和公共卫生，国务院于 2005 年 3 月 24 日颁布了《疫苗流通和预防接种管理条例》，该条例自 2005 年 6 月 1 日起施行，在 2009 年应对甲型 H1N1 流感过程中，我国率先生产并接种疫苗，为全面有效防控疫情提供了关键手段。

2017 年，国务院办公厅发布《关于进一步加强疫苗流通和预防接种管理工作的意见》（国办发〔2017〕5 号）。

为了加强疫苗管理，保证疫苗质量和供应，规范预防接种，促进疫苗行业发展，保障公众健康，维护公共卫生安全，2019 年 6 月 29 日，第十三届全国人民代表大会常务委员会第十一次会议通过了《中华人民共和国疫苗管理法》，于 2019 年 12 月 1 日开始施行。在中华人民共和国境内从事疫苗研制、生产、流通和预防接种及其监督管理活动，适用该法。该法未做规定的，适用《药品管理法》《中华人民共和国传染病防治法》《中华人民共和国生物安全法》《药品注册管理办法》《药品生产监督管理办法》等法律法规的规定。

三、疫苗管理的内容

（一）疫苗管理部门

国务院药品监督管理部门负责全国疫苗监督管理工作，国务院卫生健康主管部门负责全国预防接种监督管理工作，国务院其他有关部门在各自职责范围内负责与疫苗有关的监督管理工作。

省、自治区、直辖市人民政府药品监督管理部门负责本行政区域疫苗监督管理工作。设区的市级、县级人民政府承担药品监督管理职责的部门负责本行政区域疫苗监督管理工作。县级以上地方人民政府卫生健康主管部门负责本行政区域预防接种监督管理工作。县级以上地方人民政府其他有关部门在各自职责范围内负责与疫苗有关的监督管理工作。

（二）疫苗的研制

国家坚持疫苗产品的战略性和公益性，支持疫苗基础研究和应用研究，促进疫苗研制和创新，将预防、控制重大疾病的疫苗研制、生产和储备纳入国家战略。国家根据疾病流行情况、人群免疫状况等因素，制定相关研制规划，安排必要资金，支持多联多价等新型疫苗的研制。国家组织疫苗上市许可持有人、科研单位、医疗卫生机构联合攻关，研制疾病预防、控制急需的疫苗。国家鼓励疫苗上市许可持有人加大研制和创新的资金投入，优化生产工艺，提升质量控制水平，推动疫苗技术进步。在中国境内上市的疫苗应当经国务院药品监督管理部门批准，取得药品注册证书；申请疫苗注册，应当提供真实、充分、可靠的数据、资料和样品。

（三）疫苗的临床试验

国家鼓励符合条件的医疗机构、疾病预防控制机构等依法开展疫苗临床试验。开展疫苗临床试验，应当经国务院药品监督管理部门依法批准，并由符合国务院药品监督管理部门和国务院卫生健康主管部门规定条件的三级医疗机构或者省级以上疾病预防控制机构实施或者组织实施。

疫苗临床试验申办者应当制定临床试验方案，建立临床试验安全监测与评价制度，审慎选择受试者，合理设置受试者群体和年龄组，并根据风险程度采取有效措施，保护受试者合法权益。

开展疫苗临床试验，应当取得受试者的书面知情同意；受试者为无民事行为能力人的，应当取得其监护人的书面知情同意；受试者为限制民事行为能力人的，应当取得本人及其监护人的书面知情同意。

（四）疫苗的上市许可

疫苗的上市许可参照药品注册申请审批程序进行，但具有明显的临床价值，用于疾病预防、控制急需的疫苗和创新疫苗，国务院药品监督管理部门应当予以优先审评审批。对重大突发公共卫生事件急需的疫苗或者国务院卫生健康主管部门认定急需的其他疫苗，经评估获益大于风险的，可以提出附条件批准程序，国务院药品监督管理部门可以附条件批准疫苗注册申请。申请人应当就附条件批准上市的条件和上市后继续完成的研究工作等与药品审评中心沟通交流，经沟通交流确认后提出药品上市许可申请。经审评，符合附条件批准要求的，在药品注册证书中载明附条件批准药品注册证书的有效期、上市后需要继续完成的研究工作及完成时限等相关事项。

出现特别重大突发公共卫生事件或者其他严重威胁公众健康的紧急事件，国务院卫生健康主管部门根据传染病预防、控制需要提出紧急使用疫苗的建议，经国务院药品监督管理部门组织论证同意后可以在一定范围和期限内紧急使用。

国务院药品监督管理部门在批准疫苗注册申请时，对疫苗的生产工艺、质量控制标准和说明书、标签予以核准，并在其网站上向社会公开疫苗说明书、标签内容并及时更新。

（五）疫苗的生产

国家对疫苗生产企业实行严于一般药品生产企业的准入制度。从事疫苗生产活动，应当经省、自治区、直辖市药品监督管理部门批准。

从事疫苗生产活动，除应当具备一般药品生产的条件外，还应当具备以下条件：符合疫苗产业发展规划；具备适度规模和足够的产能储备；具有保证生物安全的制度和设施；符合国家疾病预防控制需要。

对疫苗生产企业的关键岗位人员实行资格审查。法定代表人、主要负责人应当具有良好的信用记录；生产管理负责人、质量管理负责人及其他关键岗位人员应当具有专业背景和相关从业经历。

疫苗应当按照经核准的生产工艺和质量控制标准进行生产和检验，生产全过程应当符合药品生产质量管理规范的要求。疫苗上市许可持有人应当按照规定对疫苗生产全过程和疫苗质量进行审核、检验。符合要求的，方可上市销售。疫苗不得委托其他企业生产，国务院药品监督管理部门另有规定的除外。

疫苗上市许可持有人和疫苗生产企业应当建立完整的疫苗生产质量管理体系，严格执行药品生产质量管理规范，持续加强偏差和变更管理，实时记录生产、检验数据，确保生产过程持续合规，相关资料和数据真实、完整和可追溯。国家鼓励疫苗上市许可持有人采用信息化手段记录生产、检验数据。

（六）疫苗的批签发

国家实行生物制品批签发制度。疫苗产品在每批上市销售前，应当经国务院药品监督管理部门授权的药品检验机构按照相关技术要求进行审核、检验。符合要求的，发给生物制品批签发证明；不符合要求的，发给不予批签发通知书。不予批签发的疫苗不得上市销售，在省、自治区、直辖市药品监督管理部门的监督下销毁；进口疫苗由口岸所在地药品监督管理部门监督销毁或者依法处置。批签发机构应当及时公布疫苗批签发结果，供公众查询。

疫苗上市许可持有人应当建立产品质量回顾分析和风险报告制度，按规定如实报告相关情况，并向所在地省、自治区、直辖市药品监督管理部门进行年度报告。疫苗上市许可持有人应当如实记录工艺偏差、质量差异、生产过程中的故障和事故，立即向所在地省、自治区、直辖市药品监督管理部门报告，并记入每批次产品报送批签发的文件。疫苗上市许可持有人停止生产的，应当及时向省、自治区、直辖市药品监督管理部门报告。疫苗上市许可持有人应当建立信息公示制度，及时在企业网站公示疫苗产品信息、说明书和标签、质量管理规范执行情况、批签发情况、产品召回情况及保险等信息。

（七）疫苗的流通

1. 疫苗的采购 国家免疫规划疫苗由国家组织集中招标或统一谈判，形成并公布中标价格或成交价格，各省、自治区、直辖市实行统一采购。国家免疫规划外的其他免疫规划疫苗，由各省、自治区、直辖市实行统一招标采购。非免疫规划疫苗由各省、自治区、直辖市通过省级公共资源交易平台组织招标采购。

2. 疫苗的供应和配送 疫苗上市许可持有人应当按照采购合同的约定，向省级疾病预防控制机构供应疫苗，不得向其他单位或者个人供应疫苗。

疫苗上市许可持有人负责将疫苗配送至省级疾病预防控制机构，省级疾病预防控制机构负责将疫苗配送至接种单位。疫苗上市许可持有人、省级疾病预防控制机构应当具备疫苗冷链储运条件，或者委托具备符合条件的配送企业配送疫苗。

疾病预防控制机构配送非免疫规划疫苗可以收取储存运输费用，费用由企业承担，收费标准由省、自治区、直辖市价格主管部门制定。

3. 疫苗的储存、运输规范 疾病预防控制机构、接种单位、疫苗上市许可持有人、接受委托配送疫苗的企业应当遵守疫苗储存、运输管理规范，保证疫苗质量。疫苗储存、运输的全过程应当处于规定的温度环境，冷链储存符合要求，并实时监测、记录温度。

4. 疫苗的购销管理 疫苗上市许可持有人在销售疫苗时，应当提供批签发证明复印件，并加盖企业印章；销售境外生产的疫苗的，还应当提供进口药品通关单复印件，并加盖企业印章。

疾病预防控制机构、接种单位在接收或者购进疫苗时，应当索取前款规定的证明文件，并保存至疫苗有效期后五年备查。

疫苗上市许可持有人应当依照规定，建立真实、完整的销售记录，并保存至疫苗有效期后五年备查。

疾病预防控制机构应当依照国务院卫生行政部门的规定，建立真实、完整的购进、储存、分发、供应记录，做到票、账、货、款一致，并保存至疫苗有效期后五年备查。疾病预防控制机构接收或者购进疫苗时应当索要疫苗本次运输全过程的温度监测记录；对不能提供本次运输过程温度监测记录或者温度控制不符合要求的，不得接收或者购进，并应当立即向县级负责药品监督管理的部门、卫生行政部门报告。

（八）疫苗的预防接种

国务院卫生行政部门根据全国范围内的疫苗可预防疾病流行情况、人群免疫状况等因素，制定国家免疫规划；会同国务院财政部门拟订纳入国家免疫规划的疫苗种类，报国务院批准后公布。省、自治区、直辖市人民政府在执行国家免疫规划时，根据本行政区域的疫苗可预防疾病流行情况、人群免疫状况等因素，可以增加免费向公民提供的疫苗种类，并报国务院卫生行政部门备案。

凡居住在中华人民共和国境内的适龄儿童，依法享有接种国家免疫规划疫苗的权利，并需要履行接种国家免疫规划疫苗的义务。

县级以上卫生行政部门指定的符合标准的医疗卫生机构承担预防接种工作。接种单位应当具备下列条件：①具有医疗机构执业许可证件。②具有经过县级卫生行政部门组织的预防接种专业培训并考核合格的执业医师、执业助理医师、护士或者乡村医生。③具有符合疫苗储存运输管理规范的冷藏设施、设备和冷藏保管制度。

承担预防接种工作的城镇医疗卫生机构，应当设立预防接种门诊。

接种单位应当强化疫苗采购、储存和接种安全管理，严格遵守疫苗储存、运输管理规范要求，真实、完整记录疫苗购进、储存、接种情况。

第三节　药品类易制毒化学品管理

一、药品类易制毒化学品的概述

（一）药品类易制毒化学品的概念

易制毒化学品是指国家规定管制的用于制造麻醉药品和精神药品的前体、原料和化学配剂等物质，流入非法渠道又可用于制造毒品。药品类易制毒化学品是指《易制毒化学品管理条例》中所确定的麦角酸、麻黄素等物质。

（二）易制毒化学品的品种

根据《易制毒化学品管理条例》，易制毒化学品分为三类：第一类是可以用于制毒的主要原料，药品类易制毒化学品属于第一类易制毒化学品；第二类、第三类是可以用于制毒的化学配剂。

药品类易制毒化学品分为两类，即麦角酸类、麻黄素类等物质。麦角酸类包括麦角酸、麦角胺、麦角新碱；麻黄素类包括麻黄素、伪麻黄素、消旋麻黄素、去甲麻黄素、甲基麻黄素、麻黄浸膏、麻黄浸膏粉。

二、药品类易制毒化学品的管理依据

为了加强易制毒化学品管理规范易制毒化学品的生产、经营、购买、运输和进口、出口行为，防止易制毒化学品被用于制造毒品，维护经济和社会秩序，2005 年 8 月 26 日，国务院发布了《易制毒化学品管理条例》。2014 年 7 月 29 日、2016 年 2 月 6 日、2018 年 9 月 18 日，国务院分别对《易制毒化学品管理条例》进行了修定。

三、药品类易制毒化学品的管理内容

（一）管理主体

国家药品监督管理部门主管全国药品类易制毒化学品生产、经营、购买等方面的监督管理工作。县级以上地方药品监督管理部门负责本行政区域内的药品类易制毒化学品生产、经营、购买等方面的监督管理工作。

（二）生产、经营及购用的许可制度

对于药品生产企业要生产药品类易制毒化学品的，必须向药监部门申请，取得《药品类易制毒化学品生产许可批件》及相应生产品种的药品批准文号才能进行生产。

药品类易制毒化学品单方制剂和小包装麻黄碱，纳入麻醉药品销售渠道经营。未实行药品批准文号管理的品种，纳入药品类易制毒化学品原料药渠道经营。

购买药品类易制毒化学品的单位，应当办理《药品类易制毒化学品购用证明》（以下简称《购用证明》），有效期为 3 个月。

（三）购销管理

药品类易制毒化学品生产企业应当将药品类易制毒化学品原料药销售给取得《购用证明》的药品生产企业、药品经营企业和外贸出口企业。

药品类易制毒化学品经营企业应当将药品类易制毒化学品原料药销售给本省、自治区、直辖市行政区域内取得《购用证明》的单位。药品类易制毒化学品经营企业之间不得购销药品类易制毒化学品原料药。

教学科研单位只能凭《购用证明》从麻醉药品全国性批发企业、区域性批发企业和

药品类易制毒化学品经营企业购买药品类易制毒化学品。

以上购销过程禁止使用现金或者实物进行交易，同时还要求生产企业和经营企业建立购方档案。

（四）安全管理

对药品类易制毒化学品储存应当实行专库专柜，双人双锁管理。此外对于药品类易制毒化学品生产企业、经营企业和使用药品类易制毒化学品的药品生产企业，其关键生产岗位、储存场所应当设置电视监控设施，安装报警装置并与公安机关联网。

本章小结

特殊管理药品，包括麻醉药品、精神药品、医疗用毒性药品、放射性药品、药品类易制毒化学品、疫苗等，因其特殊性必须实行比其他药品更加严格的管制。为了规范其管理和使用，国家出台了一系列相关法律和政策法规，明确了管理主体，规定了管理过程，涉及生产、经营、流通、存储、使用的各个环节，以确保其被有效地运用于人类健康，而规避其特殊性带来的风险。

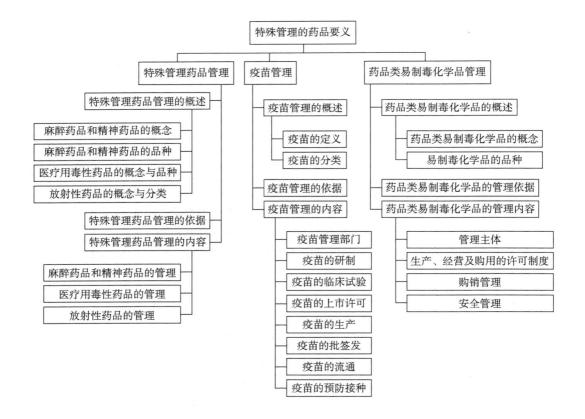

第九章 中药管理 ▷▷▷▷

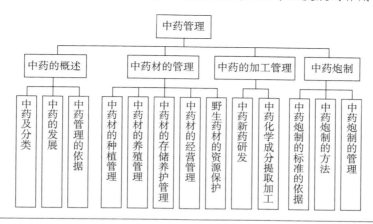

第一节 中药的概述

一、中药及分类

（一）中药的概念

以中国传统医药理论指导采集、炮制、制剂，说明作用机理，指导临床应用的药物，统称为中药。由于中药以植物药居多，故有"诸药以草为本"的说法。一些中医师使用的单方、偏方、验方及其中药现代制剂，无须中医药理论为指导，也属于中药。中药主要来源于天然药及其加工品，包括植物、动物、微生物和矿物药材，或其有效成分、有效部位的单、复方制剂。中药包括中药材、中药饮片、中成药等，也包括民族药。

中药材是指药用植物、动物、矿物的药用部分采收后经产地初加工形成的原料药材，大部分为植物药。国家鼓励培育中药材。

中药饮片是以中医药理论为指导，对中药材经净选、切片或进行特殊炮制后具有一定规格的制成品。

中成药是在中医药理论指导下，经过临床运用证实其疗效确切、应用广泛的处方、验方或秘方，获得国家药品监督管理部门批准，以中医处方为依据，中药饮片为原料，按照规定的生产工艺和质量标准制成一定剂型、质量可控、安全有效的中药成方制剂。

（二）中药的分类

中药的分类方法很多，常见的是自然属性分类法和功能（功效）分类法。自然属性分类法以药物的来源和性质为依据，一般将中药分为植物药、动物药和矿物药。功能（功效）分类法将中药分为解表药、清热药、泻下药、祛风湿药、化湿药、利水渗湿药、温里药、理气药、消食药、驱虫药、止血药、活血化瘀药、化痰止咳平喘药、安神药、平肝息风药、开窍药、补虚药、收涩药、涌吐药、解表杀虫燥湿止痒药、拔毒化腐生肌药 21 类，有近 500 种是常用中药。

还有一种比较常见的中药分类方法，即概念部分介绍的，中药包括中药材、中药饮片、中成药三大部分。

二、中药的发展

"本草"是中药的统称。几千年来，人类在长期与疾病作斗争的过程中，不断积累中医药学，然后总结、流传和推广，因为大部分是草类药物，所以命名为"本草"。

原始社会，我们的祖先以野果、野菜，甚至是动物为食，过程中常出现因为误食生病，甚至死亡的情况。此时，必须提到中国古代的一位神话人物——神农氏。《神农本草经》相传起源于神农氏，代代口耳相传，于东汉时期集结整理成书。

夏周时期，药物发展的标志是酒的出现。酒不仅是饮料，更有温通血脉、行药势和溶媒等多方面的作用，还可以制药酒，所以将酒誉为"百药之长"。这个时期，还出现了汤液，不仅服用方便，提高疗效，降低了药物的毒副作用，同时促进了复方药剂的发展。

西周时期，医药制度逐步健全，应用也随之复杂起来。《诗经》成为我国第一部记载治病药物诗歌总集的书籍。书中收载了 100 余种药用的动植物名称，如枸杞、芍药、苍耳、鲤鱼、荇菜，并记载了某些品种的采集、形状、产地及其服用的季节等。

秦汉之际，本草类书籍虽有很多，但也失传了很多。

两晋南北朝时期，陶弘景对《神农本草经》进行了整合和补充，著成《本草经集注》。

隋唐时期，唐显庆四年（公元 659 年），《新修本草》成了世界公开颁布的最早药典。同期的《蜀本草》也很有名气。

宋金元时期，唐慎微在《嘉祐本草》和《图经本草》的基础上编成《证类本草》，为我国大型骨干本草编写格局奠定了基础。

明代，李时珍耗费 27 年著成《本草纲目》，成为我国大型骨干本草的范本。

清代道光年间，吴其浚著有《植物名实图考》，成为我国 19 世纪重要植物学著作。

"中药"一词，最早记载于《神农本草经》，将药物按有毒无毒分为上、中、下三品。"中药"一词的广泛应用，与外来药物（尤其是西方药学）的输入直接相关。由于中西药之间有明显的差异，为便于区分，人们逐渐把中国传统药物称为"中药"。"中药"一词在 20 世纪初被正式使用，成为我国传统药物的称谓；然而，广泛使用"中药"一词则较晚。在 1950 年之前，中医药院校的教科书中和出版的药学书籍中罕有"中药"一词作为书名、学科名或机构名称。直到 1950 年以后，"中药"一词才大量出现在行政机构、学校、书籍、团体和会议的名称上，一直沿用至今。

随着时代的发展，中药的应用形式也在不断地发展和变化，从古代人们上山采药，直接使用或经过简单地处理用来治疗疾病，到传统剂型散剂、汤剂、膏剂、丸剂等的出现，进而发展到近现代的片剂、注射剂、颗粒剂、胶囊剂、凝胶剂等更加完备的剂型种类，给患者带来了极大的便利。

知识链接

世界最早的麻醉药——麻沸散

麻沸散是传说华佗创制的用于外科手术的麻醉药。《后汉书·华佗传》载："若疾发结于内，针药所不能及者，乃令先以酒服麻沸散，既醉无所觉，因刳破腹背，抽割积聚。"华佗是东汉末年三位杰出的医学家之一。华佗深入民间，足迹遍于中原大地和江淮平原，在内科、外科、妇科、儿科等各学科疾病的临证诊治中，曾创造了许多医学奇迹，尤其以创麻沸散、行剖腹术闻名于世。后世每以"华佗再世""元化重生"称誉。

三、中药管理的依据

中药管理是我国药品管理的重要内容，与西药管理相比，既有共性也有特殊性，需要通过立法来保证中药的安全性、有效性、经济性及合理性。改革开放以来，国家制定颁布、修定了一系列中药管理法律法规，极大地促进了中药事业的发展。

（一）《中华人民共和国中医药法》对中药的规范

《中华人民共和国中医药法》（以下简称《中医药法》）由中华人民共和国第十二届全国人民代表大会常务委员会第二十五次会议于 2016 年 12 月 25 日通过，自 2017 年 7 月 1 日起施行。

《中医药法》共 9 章 63 条，包括中医药服务、中药保护与发展、中医药人才培养、中医药科学研究、中医药文化传播等内容。

（二）《中华人民共和国药品管理法》对中药的规范

《中华人民共和国药品管理法》（以下简称《药品管理法》）由中华人民共和国第十三届全国人民代表大会常务委员会第十二次会议于 2019 年 8 月 26 日修定通过，自

2019 年 12 月 1 日起施行。

《药品管理法》涉及中药管理的法条："国家发展现代药和传统药。""国家保护野生药材资源和中药品种，鼓励培育道地中药材。""国家鼓励运用现代科学技术和传统中药研究方法开展中药科学技术研究和药物开发，建立和完善符合中药特点的技术评价体系，促进中药传承创新。""中药饮片生产企业履行药品上市许可持有人的相关义务，对中药饮片生产、销售实行全过程管理，建立中药饮片追溯体系，保证中药饮片安全、有效、可追溯。"同时，其明确了对生产、销售不合格中药饮片行为的处罚，规定生产、销售的中药饮片不符合药品标准，尚不影响安全性、有效性的，责令限期改正，给予警告；可以处 10 万元以上 50 万元以下的罚款。《药品管理法》规定对医疗机构中药制剂实行备案管理。

（三）《野生药材资源保护管理条例》对中药的规范

《野生药材资源保护管理条例》（国发〔1987〕第 96 号）是为保护和合理利用野生药材资源，适应人民医疗保健事业的需要而制定，自 1987 年 12 月 1 日起施行。《野生药材资源保护管理条例》全文包括国家重点保护野生药材物种分级、野生药材资源保护等内容。

（四）《中药品种保护条例》对中药的规范

《中药品种保护条例》（国务院令第 106 号）是为了提高中药品种的质量，保护中药生产企业的合法权益，促进中药事业的发展而制定的，自 1993 年 1 月 1 日起施行。《中药品种保护条例条例》适用于中国境内生产制造的中药品种，包括中成药、天然药物的提取物及其制剂和中药人工制成品。但申请专利的中药品种，依照专利法的规定办理。《中药品种保护条例》主要规定了中药保护品种等级的划分和审批、中药保护品种的保护。

中药品种保护制度属于行政保护措施，是对名优中成药的保护措施。

（五）《进口药材管理办法》对中药的规范

《进口药材管理办法》是为加强进口药材监督管理，保证进口药材质量，根据《药品管理法》《管理法实施条例》等法律、法规制定。由国家市场监督管理总局于 2019 年5 月 16 日发布，自 2020 年 1 月 1 日起施行。

《进口药材管理办法》共 7 章 35 条，对以下问题做出了详细规定和解答，包括：①可申请进口的药材品种有哪些。②药材进口单位需要具备哪些资质。③哪些药材品种可列入《非首次进口药材品种目录》。④首次进口程序适用哪些情形。⑤药材可从哪些（边境）口岸办理进口通关。⑥如何办理进口药材的审批。⑦如何办理进口药材的备案。⑧什么是口岸药品检验机构。⑨如何办理进口药材的口岸检验。⑩如何保证进口药材的质量。⑪将来能否实现电子化申报。其中，《进口药材管理办法》对中药、中成药的进出口做了相应要求。

此外，《国务院关于扶持和促进中医药事业发展的若干意见》《关于进一步加强中药材管理的通知》《中药材生产质量管理规范》（GAP），以及《关于加强中药饮片监督管理的通知》《药品零售企业中药饮片质量管理办法》《医院中药饮片管理规范》均对中药管理的相关内容作了明确规定和要求，是实施科学管理的重要依据。

第二节　中药材的管理

《中医药法》明确，国家鼓励发展药用动植物的人工种植养殖。为规范中药材生产，保证其质量，实现中药材标准化，原国家药品监督管理局颁布《中药材生产质量管理规范（试行）》，于 2002 年 6 月 1 日正式实施。2017 年 10 月 27 日，原国家食品药品监督管理总局依据《药品管理法》和《中医药法》组织起草了《中药材生产质量管理规范（修定稿）》，共 14 章 145 条，并向社会公开征求意见。国家对中药材 GAP 实行备案管理。此外，《中医药法》第三章"中药保护与发展"专门对中药材，包括道地药材的种植养殖、生产加工、质量监测、经营管理进行了明确规定。

一、中药材种植的管理

企业应当按照制定的技术规程有序开展中药材生产，根据气候变化、植物生长、病虫草害发生等情况，及时实施种植措施。对中药材质量有重大影响的管理措施变更，须有充足依据和记录。灌溉、排水、遮阴等田间基础设施应当配套完善，须及时维护更新。及时整地、耕地，播种、移栽定植。多年生药材及时做好冬季越冬田地的清理工作。农药、肥料等农业投入品应当严格管理，采购应当核对供应商资质和产品质量，接收、贮藏、发放、运输应当保证其质量稳定和安全。灌溉水应当避免受粪便、化学农药或其他有害物质污染。科学施肥，鼓励测土配方施肥。及时灌溉和排涝，减轻不利天气影响。根据田间病虫草害发生情况，依技术规程及时防治。严格按照技术规程施用农药；施用农药要做好培训、指导和巡检；注意采取措施避免邻近地块等施用农药对种植中药材的不良影响。突发病虫草害或异常气象灾害时，根据预案及时采取措施，最大限度地降低对中药材生产的不利影响；生长或质量受严重影响地块要做好标记，单独管理。野生抚育中药材应按技术规程管理，坚持"最大持续产量"原则，有计划补种、封育、轮采轮种。

二、中药材养殖的管理

企业应当按照制定的技术规程，根据动物生长、病害发生等情况，及时实施养殖措施。对中药材质量有重大影响的管理措施变更，须有充足依据和记录。企业应当及时建设、更新和维护药用动物生活、生长、繁殖的养殖场所，及时调整养殖分区，并确保符合生物安全要求。养殖场地及设施应当保持清洁卫生，定期清理和消毒，防止人员等带入外源污染。强化安全措施管理，避免药用动物逃逸，以及其他牲畜等的干扰。根据药用动物习性进行药用动物种源引种；捕捉、运输过程中保证动物安全；引种后进行一定时间的隔离、观察。定时定点定量饲喂动物饲料，未食用饲料应当及时清理。定期接种疫苗。根据动物疾病发生情况，依规程及时确定具体防治方案。突发疫病时，根据预案及时、迅速采取措施并做好记录；发现患病动物，应当及时隔离；患传染病动物应当及时处死，并按国家动物尸体处理相关要求进行无害化处理。根据养殖计划和育种进行繁育，及时调整养殖种群的结构和数量，适时周转。养殖及加工过程中的废弃物处理应当符合国家相关规定。

三、中药材存储养护的管理

企业应当按照制定的包装技术规程，选用包装材料，进行规范包装。包装前确保工作场所和包装材料已处于清洁或待用状态，无其他异物。包装材料应当符合国家相关标准和药材特点，可保持中药材质量；禁止使用包装化肥、农药等二次利用的包装袋；毒性、按麻醉药品管理的中药材等需特殊管理的中药材，应当使用有专门标记的特殊包装。包装袋应当有清晰标识，不易脱落或损坏；标示内容包括品名、批号、规格、产地、数量或重量、采收时间、生产单位等信息。包装方法应当不影响中药材质量，鼓励采用现代包装方法、工具。

根据中药材对贮藏温度、湿度、光照、通风等的要求，确定仓储设施条件；鼓励采用现代贮藏保管新技术、新设备。明确贮藏的避光、遮光、通风、防潮、防虫、防鼠等养护管理措施。使用的熏蒸剂不能带来质量和安全风险，禁用磷化铝等高毒性熏蒸剂。禁止贮藏过程使用硫黄熏蒸。建立中药材贮藏定期检查制度，防止虫蛀、霉变、腐烂、泛油等发生。养护工作应当严格按技术规程要求并由专业人员实施。有特殊贮藏要求的中药材应当符合国家相关规定。运输时严格按照技术规程装卸、运输；防止发生混淆、污染、异物混入、包装破损、雨雪淋湿等影响质量的不利条件。产品发运应当有记录，可追查每批产品销售情况；防止发运过程中的破损、混淆和差错等。

四、中药材经营的管理

中药材市场经营者应完善购进记录、验收、储存、运输、调剂、临方炮制等过程的管理制度和措施；严禁销售假劣中药材；严禁销售国家规定的 27 种毒性药材；严禁非法销售国家规定的 42 种濒危药材。

中药材专业市场要建立健全交易管理部门和质量管理机构，完善市场交易和质量管理的规章制度，逐步建立起公司化的中药材经营模式。构建中药材电子交易平台和市场信息平台，建设中药材流通追溯系统，配备使用具有药品现代物流水平的仓储设施设备，提高中药材仓储、养护技术水平，切实保障中药材质量。中药材专业市场所在地的药品监督管理部门要制定该市场的质量检查制度，对该市场经营品种进行抽验。

五、野生药材资源的保护

野生药材资源是中药资源的重要组成部分，目前市场上流通的多是栽培品，野生资源越来越少。因此，保护及合理利用野生药材资源尤为重要。1987 年 10 月国务院颁布的《野生药材资源保护管理条例》，在一定程度上推动了中药资源保护工作。《中医药法》明确，国家保护药用野生动植物资源，对药用野生动植物资源实行动态监测和定期普查，建立药用野生动植物资源种质基因库，支持依法开展珍贵、濒危药用野生动植物的保护、繁育及其相关研究。2021年2月24日，全国人民代表大会常务委员会发布《关于全面禁止非法野生动物交易、革除滥食野生动物陋习、切实保障人民群众生命健康安全的决定》（以下简称《决定》）出台，决定全面禁止食用有重要生态、科学、社会价值的陆生野生动物，以及其他陆生野生动物，包括人工繁育、人工饲养的陆生野生动物。《决定》要求严厉打击乱捕滥猎、非法交易野生动物等活动，坚决取缔非法野生动物市场。

国家对野生药材资源施行保护、采猎相结合的原则，并创造条件开展人工种养。

（一）国家重点保护的野生药材物种分级管理

国家重点保护的野生药材物种分为三级：①一级，濒临灭绝状态的稀有珍贵野生药材物种（以下简称一级保护野生药材物种）。②二级，分布区域缩小、资源处于衰竭状态的重要野生药材物种（以下简称二级保护野生药材物种）。③三级，资源严重减少的主要常用野生药材物种（以下简称三级保护野生药材物种）。

（二）国家重点保护野生药材物种名录

国务院颁布《野生药材资源保护管理条例》的同时，由国家医药管理部门会同国务院野生动物、植物管理部门制定并发布了《国家重点保护野生药材物种名录》。另外，《国家重点保护野生动物名录》于2021年1月4日经国务院批准，同年2月5日公布，自公布之日起施行。综合以上条文，共收载野生药材保护物种76种，一级保护野生药材物种8种（中药材6种）、二级保护野生药材物种23种（中药材15种）、三级保护野生药材物种45种（中药材22种）。

在国家重点保护的野生药材物种名录之外，需要增加的野生药材保护物种，由省级人民政府制定并抄送国家药品监督管理部门备案。

（三）野生药材资源保护管理的具体措施

1. 对采猎、收购保护野生药材物种的管理 禁止采猎一级保护野生药材物种。采猎、收购二级、三级保护野生药材物种的，必须持有采药证，并按照批准的计划执行，不得在禁止采猎区、禁止采猎期进行采猎，不得使用禁用工具进行采猎。取得采药证后，如需要进行采伐或狩猎的，还必须分别向有关部门申请采伐证或狩猎证。

2. 对野生药材资源保护区的管理 建立国家或地方野生药材资源保护区，需经国务院或县以上地方人民政府批准。在国家或地方自然保护区内建立野生药材资源保护区，必须征得主管部门同意。进入野生药材资源保护区从事科研、教学、旅游等活动的，必须经该保护区管理部门批准。进入设在国家或地方自然保护区范围内野生药材资源保护区的，还须征得该自然保护区主管部门的同意。

3. 对野生药材保护物种的经营管理　一级保护野生药材物种属于自然淘汰的，其药用部分由各级药材公司负责经营管理，但不得出口。二级、三级保护野生药材物种属于国家计划管理的品种，由国家药材公司统一经营管理，其余品种由产地县药材公司或其委托单位按照计划收购。二级、三级保护野生药材物种的药用部分，除国家另有规定外，实行限量出口。实行限量出口和出口许可证制度的品种，由国家医药管理部门会同国务院有关部门确定。

第三节　中药的加工管理

一、中药新药研发

2015 ～ 2020 年，中药新药获批的数量为个位数，尤其是从 2016 年开始，每年仅 1 ～ 4 个品种获批。中药新药获批数量过少，长期会对中药产业的发展带来不利影响。因此，亟须调整有关政策。国家近年来陆续出台的鼓励中医药传承创新的相关政策文件，强调要遵循中医药发展规律，传承精华，守正创新。2019 年 10 月 20 日发布的《中共中央 国务院关于促进中医药传承创新发展的意见》提出："改革完善中药注册管理，及时完善中药注册分类，加快构建中医药理论、人用经验和临床试验相结合的中药注册审评证据体系。"政策的支持，为中药研发带来新的发展前景，新的注册要求中不再强调"有效成分""有效部位"的含量要求，而是支持以临床价值为导向，注重药品的安全性、有效性和质量可控性。

（一）政策法规的发展变化

在我国，最早关于药品注册审批的法规是 1963 年颁布的《关于药政管理的若干规定》，其对药品的定义、审批注册程序、临床研究、生产审批和审批药品的范围均有明确规定。随着改革开放的深入，我国药品政策法规也迎来重大转折。

1984 年 9 月 20 日，我国第一部有关药品的法律《药品管理法》"诞生"，标志着我国药品管理进入一个崭新的时代。1985 年，卫生部相继颁布实施了《新药审批办法》和《新生物制品审批办法》，随后又进行了多次修定和补充完善。

1995 年重新修定《新药审批办法》，结束了新药由地方审批的历史，从此我国新药审批开始采用全国统一的法律法规进行管理。

2001 年，新的《药品管理法》正式颁布实施。2002 年，原国家药品监督管理局发布并实施了《药品注册管理办法（试行）》，第一次明确提出了药品注册的概念，标志着我国药品注册法规进入统一完善阶段。

2005 年原国家食品药品监督管理局对试行的《药品注册管理办法》进行修定。但由于当时中药新药申报数量激增、技术资料失实，药品注册管理出现严重问题。为此，2007 年原国家食品药品监督管理局又对《药品注册管理办法》进行修定，形成了《药品注册管理办法》（局令第 28 号）。

为更好地实施《药品注册管理办法》，原国家食品药品监督管理局颁布实施了一系列《药品注册管理办法》配套法规，如《中药注册管理补充规定》《新药注册特殊审批管理规定》《药品注册现场核查规定》等。这些法规的原则十分明确，即鼓励创新，遏制低水平重复，倡导"新、优、同、实"。"新"就是新药的疗效要新，"优"就是改剂型要体现临床应用优势，"同"就是仿制药要与被仿品种同，"实"就是申报资料要真实。同时，不再对中药改剂型品种发放新药证书。

2015 年，国务院发布了《关于改革药品医疗器械审评审批制度的意见》（国发〔2015〕44 号），从此掀开了药品审评审批改革的序幕。同年，原国家食品药品监督管理总局发布《关于药品注册审评审批若干政策的公告》（2015 年第 230 号）等相关文件。

2017 年 10 月，中共中央办公厅、国务院办公厅又发布《关于深化审评审批制度改革鼓励药品医疗器械创新的意见》，同时对《药品管理法》《药品注册管理办法》进行修定。新版《药品管理法》已于 2019 年 12 月 1 日施行，新修定的《药品注册管理办法》经多次面向社会征求意见，已于 2020 年 7 月 1 日起正式施行。

从最新版《药品管理法》和《药品注册管理办法》中可以看出，这次修定注重药品质量、关注药品安全及公众健康，不但将引导药品研发和创新方向的很多新制度写入法规条款，同时也对审评审批程序进行了相应的优化。《药品管理法》强调鼓励创新，并以"临床价值"为导向，鼓励行业进行新药研究，明确鼓励 5 大领域的药品研发创新，即严重危及生命疾病药品、罕见病治疗药品、儿童用药和临床急需的短缺药品、防治重大传染病药品。这 5 大类药品均属于尚未满足临床需求的疾病治疗领域，也是研发创新投入高、风险高的领域；并对临床急需的短缺药品、防治重大传染病和罕见病等疾病的创新药和改良型新药等予以优先审评审批，以加快审评和急需药品上市。为加快建立符合中医药特点的中药开发技术标准体系，推动中药新药的科学有序研发，近两年又相继起草和发布了一系列新药研究相关技术指导原则。新的《药品注册管理办法》中药注册分类将"古代经典名方中药复方制剂"单独列出，可见对经典名方的重视。

（二）中药新药研发指南

1. 以"临床价值"为导向　药物临床价值是个复杂的概念，一般认为是药物满足医疗和临床需求的程度。在药物研发立项初期，就要对拟开发药物的临床需求进行充分调研，如根据疾病特点考虑流行程度、危及生命程度、影响生活程度等；根据现有医疗措施对疾病的疗效，比较拟开发药物的优势；根据药物治疗目的考虑预防用药、辅助用药等。这样，才能保证药物具有开发的临床价值。

"临床紧缺，患者急需"是体现药品临床应用价值另一个不可忽视的方面。临床"有效性"是对药品的基本要求，仅达到这一点还远远不够，在当前新药研发困境下，应该针对临床上紧缺的、患者较多的疾病领域，开发新的药品，填补临床药品空缺或丰富药品种类，为患者提供临床疗效显著的药品。

2. 注重药物安全性、有效性和质量可控性　《药品管理法》第六条规定："药品上市许可持有人依法对药品研制、生产、经营、使用全过程中药品的安全性、有效性和质量可控性负责。"在药品研发的不同阶段，即临床前研究、临床期间研究、上市前研究、上市后阶段，要重点关注药品的这三个基本属性，综合分析不同阶段的研究结果（药学、药理、毒理、临床）与安全性、有效性和质量可控性之间的关系，这样有助于药品研发稳步有序进行，降低药品研发风险。

3. 中药新药研发应继承创新、结合产业实际　中医药在我国有着几千年的应用历史，古代医家总结了丰富的经验，形成了许多医典古籍，值得继承和发扬。随着现代科学技术的发展，各种研究手段层出不穷，但现代研究应在继承传统经验的基础上进行创新，从而符合现代中医药的研究思路。

青蒿素的成功研发就是典型案例。诺贝尔奖获得者屠呦呦研究员成功提取出青蒿素就是遵从《肘后备急方》"青蒿一握，以水二升渍，绞取汁。尽服之"的记载。通过"绞取汁"这一用法的考量与比较，最终获得了很好的结果。在尊重以往人用历史和经验的基础上，与临床应用有效性进行比较研究，在新药研发中尤为重要。

近几年，我国正在逐步开展古代经典名方研究，提倡研究者在前人用药经验的基础上进行中药新药的研究，在保证制备工艺与原临床有效用药的制备方法基本一致的前提下，采用现代科技手段进行生产研究，控制药品质量、保证药效，这是中药研究遵循"守正创新"的研究模式。

二、中药化学成分的分类及提取加工

在中医学理论中，中药治病依靠的是其中的有效化学成分。很多中药含有抗菌、抗病毒，甚至抗癌的有效成分。那么，可以通过提纯这些化学成分作为药物进行治疗，或进一步提高或加快疗效。

（一）中药化学成分的分类

中药防治疾病的物质基础是中药中有效的化学成分。

1. 有效成分　具有生物活性、能起防病治病作用的化学成分，如麻黄碱、甘草皂苷、芦丁、大黄素。

2. 无效成分　没有生物活性和防病治病作用化学成分，如淀粉、树脂、叶绿素、蛋白质等。

有效成分和无效成分相对性：一些过去被认为是无效成分的化合物，如某些多糖、多肽、蛋白质和油脂类成分等，现已发现它们具有新的生物活性或药效。

（二）中药化学成分的提取方法

1. 浸渍法　是一种将固体粉末或成型固体（载体或含主体的催化剂）浸泡在含有活性组分的可溶性化合物溶液中，通过表面张力吸附作用，使活性组分以离子或化合物的形式附着在固体上的方法，分为冷浸渍法和热浸渍法。优点：利用率高，用药量少，操作简单，适用于特定成分。缺点：提取时间长，效率低，提取液易变质。

2. 煎煮法　是将药材加水煎煮取汁的方法。该法是最早使用的一种简易浸出方法，仍是制备浸出制剂常用的方法。由于浸出溶媒通常用水，故有时也称为"水煮法"或"水提法"。优点：提取效率高，操作简便，卫生快捷，高温灭菌。缺点：有效成分破坏，火候难以掌握，设备要求高。

3. 回流提取法 指使用乙醇等易挥发的有机溶剂提取原料成分，通过加热蒸馏，使溶剂馏出后冷却并回流到浸出容器中，反复进行提取的方法。优点：溶媒用量少，浸提较完全，操作简便。缺点：不适用热敏感成分，遇热易破坏成分，溶剂消耗大，需要较长时间。

4. 连续回流提取法 是一种高效的化学分离技术，采用索氏提取器，利用溶剂的回流和虹吸原理，使溶剂不断地对样品进行提取，将有机物从固体混合物中连续分离出来。优点：提取效率高，溶剂消耗量小，提取成分完全。缺点：取时间长，对热不稳定成分易破坏。

5. 升华法 是利用某些固体物质在低于其熔点的温度下，不经熔融直接转化为蒸气，遇冷后又凝固为原来的固体的性质，从而从天然药物中提取成分。优点：简单易行。缺点：温度高，产率低。

6. 超声提取法 是利用超声波的空化作用、机械效应和热效应来加速胞内有效物质的释放、扩散和溶解，显著提高提取效率。优点：提取效率高，提取时间短，提取温度低，适应性广，药液杂质少，操作简单易行。缺点：受超声波衰减因素的制约，功率难以匹配，成本较高。

7. 超临界流体萃取法（SFE） 是一种新型的分离提取技术。采用超临界流体选择性地溶解目标成分，从而实现分离和提取的目的，最常采用二氧化碳（CO_2）对药物进行萃取。优点：高效提取，低温提取保护热敏性成分，无溶剂残留，环保节能。缺点：设备投资高，对极性大的成分提取效果有限，技术要求高适用范围有限。

1971年10月4日，受东晋葛洪《肘后备急方》中"青蒿一握，以水二升渍，绞取汁，尽服之"的启发，屠呦呦用沸点较低的乙醚提取青蒿素，并成功得到了青蒿中性提取物"191号样品"。该样品对鼠疟、猴疟原虫的抑制率达100%。

那么，屠呦呦提取出来的青蒿素究竟是中药还是西药？屠呦呦获诺贝尔奖的消息令国人振奋的同时，青蒿素到底是中药还是西药的问题在学术界也引起广泛争论。

1973年，屠呦呦课题组研发出了青蒿素的衍生物——双氢青蒿素，将抗疟的疗效提高了10倍。目前临床使用的大多是青蒿素的衍生物，很少直接使用青蒿素，因为纯化合物不溶于水，而合成的青蒿素衍生物，经过了筛选和毒性试验，具有抗疟疗效好、水中溶解度大的特点。青蒿素的衍生物或者说它的结构修饰物通过了化学反应，不再是纯化合物，而是属于化学药物的范畴，应是西药。但是青蒿素本身是从青蒿中提取出来的纯化合物，按照现在执行的中国西药审评办法，从中药中提取得到的天然化合物可以算是中药的一类新药，也可以算作化学药物的一类新药。

（三）中药化学成分的提取依据

中药提取和提取物是保证中药质量可控、安全有效的前提和物质基础。近年来，随着中药生产的规模化和集约化发展，中药提取或外购中药提取物环节存在的问题比较突出，给中药的质量安全带来隐患。为加强中药提取和提取物的监督管理，规范中药生产行为，保证中成药质量安全有效，2014 年 7 月 29 日，原国家食品药品监督管理总局发布《关于加强中药生产中提取和提取物监督管理的通知》（食药监药化监〔2014〕135号），要求各省（市、区）食品药品监督管理局加强中药生产中提取和提取物监督管理，在加强中成药生产监督管理，规范中药提取物备案管理工作方面，按照《中药提取物备案管理实施细则》执行。

第四节　中药炮制

中药炮制是按照中医药理论，根据药材自身性质，以及调剂、制剂和临床应用需要，所采取的一项独特的制药技术。中药炮制的作用主要包括以下几种：①消除或减低药物的毒副作用，如乌头经水漂制及蒸或煮的加热处理，毒性可大为降低。②改变药物的性能，如何首乌生用润肠、截疟，制熟则补肝肾，益精血。③便于制剂的贮藏，如有些药物贮藏前要进行干燥处理，防止虫蛀、霉烂变质。④清除杂质，便于制剂和服用，如某些植物药去皮、心、核，矿物药去泥沙，动物药去头、足、翅等。⑤矫味、除臭，如地龙、鳖甲等醋制除去腥臭味。⑥引药入经，如柴胡醋制以引药入肝。

一、中药炮制标准的依据

（一）《中国药典》

2020 年 7 月 2 日，国家药品监督管理局、国家卫生健康委员会发布公告，正式颁布 2020 年版《中国药典》。新版《中国药典》于 2020 年 12 月 30 日起正式实施。新版《中国药典》新增品种 319 种，修定 3177 种，不再收载 10 种，品种调整合并 4 种，共收载品种 5911 种。

《中国药典》分为四部出版：一部收载药材和饮片、植物油脂和提取物、成方制剂和单味制剂等；二部收载化学药品、抗生素、生化药品及放射性药品等；三部收载生物制品；四部收载通则，包括制剂通则、检验方法、指导原则、标准物质和试液试药相关通则、药用辅料等。《中国药典》正文中规定了饮片生产的工艺、成品形状、用法、用量等，附录设有"药材炮制通则"专篇。

（二）《国家中药饮片炮制规范》

为进一步规范中药饮片炮制，健全中药饮片标准体系，促进中药饮片质量提升，根据《药品管理法》《中共中央 国务院关于促进中医药传承创新发展意见》有关规定，国家药监局组织国家药典委员会，于 2022 年 12 月 21 日，制定了《国家中药饮片炮制规范》，该规范属于中药饮片的国家药品标准。

自《国家中药饮片炮制规范》颁布之日起，设置 12 个月的实施过渡期。自实施之日起，生产《国家中药饮片炮制规范》收载的中药饮片品种应当符合《中国药典》和《国家中药饮片炮制规范》的要求。鼓励中药饮片生产企业在过渡期内提前实施《国家中药饮片炮制规范》。《国家中药饮片炮制规范》实施之前，已按原标准生产并符合相关规定的中药饮片可以在实施之后继续流通、使用。药品监督管理部门按照产品标注的执行标准进行监督检查和抽检。

目前，中药饮片的《国家中药饮片炮制规范》收载项目主要包括【来源】【炮制】【性状】【贮藏】项。《国家中药饮片炮制规范》收载的中药饮片品种，其【来源】【炮制】【性状】【贮藏】项执行《国家中药饮片炮制规范》相应规定，质量控制的其他要求按照《中国药典》相同品种的相应规定执行。按照《国家中药饮片炮制规范》生产的中药饮片，其产品包装标签的【执行标准】项应当按相关规定标注所执行的《中国药典》和《国家中药饮片炮制规范》。各省级药品监督管理部门应当根据《国家炮制规范》及时调整各省级中药饮片炮制规范目录，废止与《国家中药饮片炮制规范》中品名、来源、炮制方法、规格均相同品种的省级中药饮片炮制规范。

生产《国家中药饮片炮制规范》收载的中药饮片品种，中药饮片生产企业应当按照《国家中药饮片炮制规范》及时更新工艺规程等文件，并遵照执行。各省级药品监督管理部门要做好实施《国家中药饮片炮制规范》的监督和指导，全面收集相关意见和问题，及时报告国家药监局。国家药典委员会定期评估《国家中药饮片炮制规范》的执行情况，不断完善《国家中药饮片炮制规范》收载项目，增加收载品种。

各中药饮片生产经营企业和使用单位可通过国家药监局和国家药典委员会网站了解国家中药饮片炮制规范品种颁布情况。

二、中药炮制的方法

中药炮制的方法繁多，明代时期将中药的炮制分为十七法。现代《中国药典》当中将所有炮制方法分为 3 类，分别是水制、火制、水火共制。但是我们还是沿袭原有的分类，把中药炮制分为 5 类，分别是修制、水制、火制、水火共制及其他制法。

（一）修制

纯净处理：去除药材中的杂质和非药用部分，具体方法有颠、筛、刮、刷、拣。
粉碎处理：将药材成为较小的颗粒或者细粉，方便调配制剂。
切制处理：将药材切为一定规格的薄、厚片。

（二）水制

水制是用较低温度的水或者其他溶液处理药物的方法，主要目的是清洁药物，软化药物，降低药物的盐分，不良气味和毒性和加工矿物细粉。水制当中有一个比较特殊的水飞法，是将不溶于水的矿物或者贝壳类置于水中，反复研磨而制取极细粉末的方法。

（三）火制

将药物直接用火加热，或者加入固体或是液体辅料拌炒的方法，都称为火制。

1.炒法 将药物直接放入锅内，不加辅料，称之为清炒，加入辅料，称之为辅料炒。清炒又有炒黄、炒焦、炒炭之分，辅料炒的辅料有用到土、米、麸、滑石粉等。炒制过程中药师对火候的控制、炒制的手法，直接决定了药材的质量好坏。

2.炙法 用液体辅料拌炒药物，如蜜炙、酒炙、醋炙、姜汁炙，可增强改变药性，减少毒副作用。

3.煅法 煅法分两种，直接煅（明煅）和间接煅（焖煅）。将矿物和甲骨类药物直接放在炉火上，称之为明煅；将质地轻松的药材，放在耐高温的密闭容器内，再放炉火上，称之为焖煅。

4.煨法 将药材用湿面粉湿纸巾包裹，放在火灰上烫熟的方法称之为煨。煨的主要目的是缓和药性、降低毒性。

5.其他 烘、焙、干馏。

（四）水火共制

1.淬法 将某些矿物明煅以后，迅速放入液体辅料中，使其变得松脆去除杂质，或发生药性的变化。

2.焯法 将药物放入沸水中并迅速捞出，主要是用于去除非药品的果皮并破坏酶类，使有效成分稳定，便于保存。

3.蒸法 隔水加热的方法，可以改变药物的性能，减少毒副作用，如何首乌、生地黄经蒸制后可以减少毒性，改变性能和功效。

4.煮法 将药物放入锅内，或加辅料，加水煮的方法，目的不一，可降低毒性，也可降低烈性。

（五）其他制法

1.制霜法 主要有去油制霜、渗析制霜、升华制霜、煎煮制霜等，如西瓜霜、鹿角霜、砒霜。

2.发酵法 将药和辅料搅拌，置于一定的温度和湿度下，利用霉菌的催化，如神曲、半夏曲。

3.发芽法 将具有发芽能力的种子用水浸泡，如豆芽。

三、中药炮制的管理

中药饮片的炮制必须按照国家药品标准炮制，国家药品标准没有规定的，必须按照省级药品监督管理部门制定的炮制规范炮制。不符合国家药品标准或者不按照省级药品监督管理部门制定的炮制规范炮制的，不得出厂、销售。

国家保护中药饮片传统炮制技术和工艺，支持应用传统工艺炮制中药饮片，鼓励运用现代科学技术开展中药饮片炮制技术研究。

本章小结

中医药作为我国独特的卫生资源、潜力巨大的经济资源、具有原创优势的科技资源、优秀的文化资源，在经济社会发展中发挥着日益重要的作用，它包括中药材、中药饮片、中成药等，也包括民族药。从"本草"到"中药"，中药发展经历了几千年的历史，是中华民族在与疾病长期斗争的过程中积累的宝贵财富。为了继承和弘扬中医药，规范其发展，更好地保护人民健康，国家颁布、修定了一系列法律法规，包括《中医药法》《药品管理法》《野生药材资源保护管理条例》等，使得中药材、饮片、中成药的生产经营管理都有据可依。"守正创新"是新时代中医药发展的重要指导思想，既要遵循中医药发展规律，传承精华，又要加快中医药现代化、产业化，守正创新。因此，国家保护传统中药发展，如保护中药饮片传统炮制技术和工艺，同时鼓励中药新药研发，鼓励中药化学成分提取加工以扩大中药的使用范围，提高疗效。

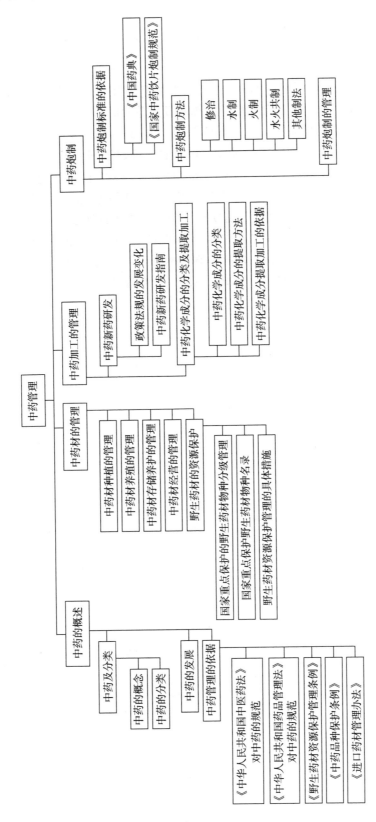

第十章　药品知识产权　▷▷▷▷

学习目的

通过学习药品知识产权有关法规知识；培养自身药品知识产权的保护意识和能力；提升维护药品知识产权的素养。

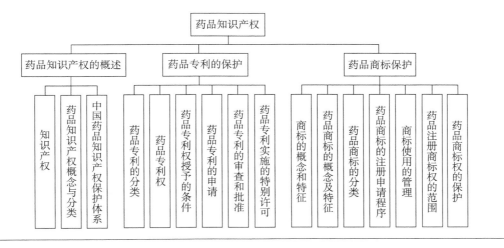

第一节　药品知识产权的概述

一、知识产权

（一）知识产权的概念

知识产权（intellectual property）是指公民、法人或其他组织对其在科学技术和文学艺术等领域内，主要基于智力劳动创造完成的成果所依法享有的专有权利。

该定义的内涵包括：①知识产权的对象是智力劳动的成果。②作为知识产权对象的智力劳动成果不是一般的智力劳动成果，而是创造性的智力劳动成果。③知识产权是主体基于智力劳动成果享有的各项权利的总称。④知识产权是基于创造性智力成果的完成和法律的规定产生的。

（二）知识产权的基本特征

知识产权属于民事权利的范畴，与其他民事权利相比，具有如下基本特征。

1. 专有性　知识产权是一种专有性的民事权利。知识产权的专有性主要表现：①知识产权为权利人所独占，权利人垄断这种专有专利并受到严格保护，没有法律规定或未经权利人许可，任何人不得使用权利人的智力劳动成果。②对同一项智力劳动成果，不允许有两个或两个以上同一属性的知识产权并存，如两个相同的发明物，根据法律程序只能将专利权授予其中一个，而以后的发明与已有的技术相比，如无突出的实质性特点和显著进步，也不能取得相应权利。

2. 地域性　作为一种专有权，知识产权在空间上的效力并不是无限的，它受到地域的限制，具有严格的领土性，其效力只限于本国境内。按照一国法律获得承认和保护的相关权利，只能在该国范围内发生法律效力，除签有国际公约或双边互惠协定的以外，知识产权没有域外效力，其他国家没有对这种权利进行保护的义务。

3. 时间性　知识产权所有权人对其智力成果仅在一个法定期限内受到保护，一旦超过法律规定的有效期限，专有权即终止，相关智力成果即成为整个社会的共同财富，为全人类所共享。

（三）知识产权的种类

根据 1883 年的《保护工业产权巴黎公约》和 1886 年的《保护文学艺术作品伯尔尼公约》，知识产权主要包括工业产权（industrial property）和著作权（copyright）两大部分。工业产权包括专利权、商标权、禁止不正当竞争权等，著作权（版权）包括作者的人身权（精神权利）、财产权（经济权利）和传播者权（邻接权）。1967 年的《世界知识产权组织公约》，对知识产权采取了较为广义的划分方法，认为知识产权应包括下列八项权利：①与文学、艺术及科学技术作品有关的权利，即著作权。②与表演艺术家的演出、录音和广播的权利，即邻接权。③专利发明及非专利发明享有的权利。④关于科学发现的权利。⑤关于工业品式样的权利。⑥关于商品商标、服务商标、厂商名称和标记的权利。⑦关于制止不正当竞争的权利。⑧在工业、科学及文学艺术领域的智力创造活动所产生的权利。

1991 年，世界贸易组织在其签署的《与贸易有关的知识产权协定》（agreement on trade-related aspects of intellectual property rights，TRIPs）中，明确其所管辖的知识产权种类包括著作权及邻接权、商标权、地理标志权、工业品外观设计权、专利权、集成电路布图设计权、未披露信息（主要指商业秘密）的保护权。这种对知识产权的划分已被国际社会广泛接受。

二、药品知识产权的概念与分类

（一）药品知识产权的概念

药品知识产权是指一切与药品有关的发明创造和智力劳动成果的财产权。

（二）药品知识产权的分类

药品知识产权主要包括药品专利、药品商标、医药著作、医药商业秘密类。

1. 药品专利 包括依法取得专利权的新医药产品、生产工艺、配方、生产方法，以及新剂型、制药装备、医疗器械和新颖的药品包装、药品造型等。未申请专利的新药及其他产品，依据新药保护有关规定和中药品种保护有关规定取得行政保护的新药和中药品种等。

2. 药品商标 已注册或已依法取得认定的医药品商标、服务商标、原产地名称、计算机网络域名等。

3. 医药著作权 作者或其他著作权人依法对其创作的医药作品所享有的各项人身权利和财产权利。

4. 医药商业秘密 包括医药经营秘密和医药技术秘密。

三、中国药品知识产权保护体系

中国通过加入相关国际组织、国际公约，制定法律体系保护药品知识产权。

（一）加入的知识产权保护国际组织和国际公约

1. 世界知识产权组织（world intellectual property organization，WIPO） WIPO 隶属于联合国，是国际社会中处理国际性知识产权问题的唯一管理机构，根据 1967 年 7 月 14 日 51 个国家在斯德哥尔摩签署的《建立世界知识产权组织公约》而成立。其使命是领导平衡、有效的国际知识产权体系的发展，使创新和创造力造福所有人。中国于 1980 年加入该组织，到 2021 年 3 月，WIPO 已经有 193 个成员国。

2. 世界贸易组织（WTO） 1994 年 4 月 15 日，在摩洛哥的马拉喀什市举行的关贸总协定乌拉圭回合部长会议决定成立更具全球性的世界贸易组织（world trade organization，WTO），以取代成立于 1947 年的关贸总协定（GATT），是处理国家间贸易规则的唯一全球性国际组织。到 2021 年 3 月，WTO 有成员国 164 个，中国于 2001 年 12 月 11 日正式加入。

3.《与贸易有关的知识产权协定》（TRIPs，以下简称《协定》） 1991 年，在 GATT 缔约国的乌拉圭回合谈判中通过 TRIPs。WTO 成立后，专门成立知识产权理事会，监督和管理《协定》的实施，使其成为世界知识产权组织以外另一个管辖知识产权的国际组织，从 1995 年 1 月 1 日起生效。

4. 其他国际公约 主要包括《保护工业产权巴黎公约》（简称《巴黎公约》）、《保护文学艺术作品伯尔尼公约》（简称《伯尔尼公约》）、《专利合作公约》（简称 PCT），以及《世界版权公约》《商标国际注册马德里协定》《世界知识产权组织版权公约》《国际植物新品种保护公约》《与贸易有关的知识产权协议》等。

（二）中国药品知识产权保护的主要法律法规

1. 法律 《中华人民共和国宪法》（2018 年）、《中华人民共和国民法典》（2021 年）、《中华人民共和国反不正当竞争法》（2019 年）、《中华人民共和国商标法》（2019 年）、《中华人民共和国著作权法》（2020 年）、《中华人民共和国专利法》（2021 年）、《中华人民共和国药品管理法》（2019 年）、《中华人民共和国刑法》（2024 年）、《中华人民共和国科学技术进步法》（2022 年）、《中华人民共和国中医药法》（2017 年）等。

2. 行政法规 《专利代理条例》（2019 年）、《野生药材资源保护管理条例》（1987 年）、《中药品种保护条例》（2018 年）、《中华人民共和国著作权法实施条例》（2013 年）、《计算机软件保护条例》（2013 年）、《中华人民共和国商标法实施条例》（2014 年）、《中华人民共和国专利法实施细则》（2024 年）、《著作权集体管理条例》（2013 年）、《中华人民共和国药品管理法实施条例》（2019 年）等。

第二节　药品专利的保护

一、药品专利的分类

根据《中华人民共和国专利法》（以下简称《专利法》），专利分为发明专利、实用新型专利、外观设计专利三种类型。

（一）发明专利

发明是指对产品、方法或者其改进所提出的新的技术方案。药品发明专利包括新产品专利、新制备方法专利、新检测方法专利和新用途专利等。

1. 新产品专利 主要有：①新物质，有一定医疗用途的新化合物、新基因工程产品、新生物制品；用于制药的新原料、新辅料、新中间体、新代谢物和新药物前体、新异构体、新的有效晶型、新分离或提取得到的天然物质等。②药物组合物，两种或两种以上元素或化合物按一定比例组成具有一定性质和用途的混合物，包括中药新复方制剂、中药的有效部位、药物的新剂型等。③经过分离成为纯培养物并且具有特定工业用途的微生物及其代谢产物。

2. 新制备方法专利 化合物新的制备方法、组合物新的制备方法、新工艺、新的加工处理方法，中药新的提取分离方法、纯化方法、炮制方法，以及新动物、新矿物、新微生物的生产方法等。

3. 新检测方法专利 对药物的某个或某些主要成分、活性成分或者杂质，提出的新的检测方法或分析方法等。

4. 新用途专利 主要包括已知化合物新的医药用途、药物新的适应证等。

（二）实用新型专利

实用新型是指对产品的形状、构造或者其结合所提出的适于实用的新的技术方案，包括：①某些与功能相关的药物剂型、形状、结构的改变，如新型缓释制剂通过改变药品的外层结构达到延长药品疗效的技术方案。②诊断用药的试剂盒与功能有关的形状、结构的改进。③生产药品的专用设备、结构及其结合所进行的改进。④某些单剂量给药器与药品功能有关的包装容器的形状、结构和开关技巧等。

（三）外观设计专利

外观设计专利是指对产品的整体或者局部的形状、图案或者其结合，以及色彩与形状、图案的结合所做出的富有美感并适于工业应用的新设计。外观设计专利应注意：①药品外观和包装容器外观等，如药品的新造型或其与图案、色彩的搭配与组合。②新的盛放容器，如药瓶、药袋等。③富有美感和特色的说明书、容器和包装盒等。

二、药品专利权

（一）药品专利权的概念

药品专利权是指药品专利权人在法定期限内对其发明创造成果依法享有的专有权。它是基于某种医药发明创造，并由申请人向国家知识产权局提出该医药发明的专利申请，经国家知识产权局依法审查核准后，授予申请人在规定期限内对该项发明创造享有的专有权。

（二）药品专利权人的权利

申请发明或者实用新型专利的，应当提交请求书、说明书及其摘要和权利要求书等文件。权利要求书应当以说明书为依据，清楚、简要地限定要求专利保护的范围。

药品专利权人有专利实施权、专利处分权、专利标注权和专利禁止权。

专利实施权是指专利申请权或者专利权的共有人对权利的行使有约定的，从其约定。没有约定的，共有人可以单独实施或者以普通许可方式许可他人实施该专利；许可他人实施该专利的，收取的使用费应当在共有人之间分配。

专利处分权是专利权人处分其专利的权利，专利权人有转让其专利权、放弃其专利权、许可他人实施其专利技术并收取专利使用费的权利。

专利标注权是指专利权人有权在其专利产品或者该产品的包装上标明专利标识。

专利禁止权是专利权人有禁止他人实施其专利技术的权利，专利权人有禁止他人未经许可擅自实施其发明创造的权利，以确保自己独占实施权的实现。

（三）药品专利保护期补偿制度

发明专利权的期限为 20 年，实用新型专利权的期限为 10 年，外观设计专利权的期限为 15 年，均自申请日起计算。自发明专利申请日起满 4 年，且自实质审查请求之日起满 3 年后授予发明专利权的，国务院专利行政部门应专利权人的请求，就发明专利在授权过程中的不合理延迟给予专利权期限补偿，但由申请人引起的不合理延迟除外。

为补偿新药上市审评审批占用的时间，对在中国获得上市许可的新药相关发明专利，国务院专利行政部门应专利权人的请求给予专利权期限补偿。补偿期限不超过 5 年，新药批准上市后总有效专利权期限不超过 14 年。

(四) 药品专利纠纷解决制度

药品上市审评审批过程中，药品上市许可申请人与有关专利权人或者利害关系人，因申请注册的药品相关的专利权产生纠纷的，相关当事人可以向人民法院起诉，请求就申请注册的药品相关技术方案是否落入他人药品专利权保护范围做出判决。国务院药品监督管理部门在规定的期限内，可以根据人民法院生效裁判做出是否暂停批准相关药品上市的决定。

药品上市许可申请人与有关专利权人或者利害关系人也可以就申请注册的药品相关的专利权纠纷，向国务院专利行政部门请求行政裁决。

国务院药品监督管理部门会同国务院专利行政部门制定药品上市许可审批与药品上市许可申请阶段专利权纠纷解决的具体衔接办法，报国务院同意后实施。

三、药品专利权授予的条件

(一) 授予药品发明和实用新型专利条件

授予专利权的发明和实用新型，应当具备新颖性、创造性和实用性。

新颖性，是指该发明或者实用新型不属于现有技术（申请日以前在国内外为公众所知的技术）；也没有任何单位或者个人就同样的发明或者实用新型在申请日以前向国务院专利行政部门提出过申请，并记载在申请日以后公布的专利申请文件或者公告的专利文件中。

创造性，是指与现有技术相比，该发明具有突出的实质性特点和显著的进步，该实用新型具有实质性特点和进步。

实用性，是指该发明或者实用新型能够制造或者使用，并且能够产生积极效果。

(二) 授予药品外观设计专利条件

授予专利权的外观设计，应当不属于现有设计（申请日以前在国内外为公众所知的设计）；也没有任何单位或者个人就同样的外观设计在申请日以前向国务院专利行政部门提出过申请，并记载在申请日以后公告的专利文件中。

授予专利权的外观设计与现有设计或者现有设计特征的组合相比，应当具有明显区别。

授予专利权的外观设计不得与他人在申请日以前已经取得的合法权利相冲突。

四、药品专利的申请

（一）发明或实用新型专利的申请

申请发明或者实用新型专利的，应当提交请求书、说明书及其摘要和权利要求书等文件。

请求书应当写明发明或者实用新型的名称，发明人的姓名，申请人姓名或者名称、地址，以及其他事项。

说明书应当对发明或者实用新型做出清楚、完整的说明，以所属技术领域的技术人员能够实现为准；必要的时候，应当有附图。摘要应当简要说明发明或者实用新型的技术要点。

权利要求书应当以说明书为依据，清楚、简要地限定要求专利保护的范围。

依赖遗传资源完成的发明创造，申请人应当在专利申请文件中说明该遗传资源的直接来源和原始来源；申请人无法说明原始来源的，应当陈述理由。

申请人要求发明、实用新型专利优先权的，应当在申请的时候提出书面声明，并且在第一次提出申请之日起 16 个月内，提交第一次提出的专利申请文件的副本。

（二）外观设计专利的申请

提交请求书、该外观设计的图片或者照片以及对该外观设计的简要说明等文件。

申请人提交的有关图片或者照片应当清楚地显示要求专利保护的产品的外观设计。

申请人要求外观设计专利优先权的，应当在申请的时候提出书面声明，并且在 3 个月内提交第一次提出的专利申请文件的副本。

申请人未提出书面声明或者逾期未提交专利申请文件副本的，视为未要求优先权。

五、药品专利的审查和批准

（一）药品专利的审查和批准主体

国务院专利行政部门为专利审查和批准的主体。

（二）药品专利的审查和批准过程

国务院专利行政部门收到发明专利申请后，经初步审查认为符合本法要求的，自申请日起满 18 个月，即行公布。国务院专利行政部门可以根据申请人的请求早日公布其申请。

1. 发明专利审批过程 发明专利申请自申请日起 3 年内，国务院专利行政部门可以根据申请人随时提出的请求，对其申请进行实质审查；申请人无正当理由逾期不请求实质审查的，该申请即被视为撤回。国务院专利行政部门认为必要的时候，可以自行对发明专利申请进行实质审查。发明专利的申请人请求实质审查的时候，应当提交在申请日前与其发明有关的参考资料。

发明专利已经在外国提出过申请的，国务院专利行政部门可以要求申请人在指定期限内提交该国为审查其申请进行检索的资料或者审查结果的资料；无正当理由逾期不提交的，该申请即被视为撤回。

国务院专利行政部门对发明专利申请进行实质审查后，认为不符合专利法规定的，应当通知申请人，要求其在指定的期限内陈述意见，或者对其申请进行修改；无正当理由逾期不答复的，该申请即被视为撤回。

发明专利申请经申请人陈述意见或者进行修改后，国务院专利行政部门仍然认为不符合本法规定的，应当予以驳回。

发明专利申请经实质审查没有发现驳回理由的，由国务院专利行政部门做出授予发明专利权的决定，发给发明专利证书，同时予以登记和公告。发明专利权自公告之日起生效。

2. 实用新型和外观设计专利申请审查和批准　经初步审查没有发现驳回理由的，由国务院专利行政部门做出授予实用新型专利权或者外观设计专利权的决定，发给相应的专利证书，同时予以登记和公告。实用新型专利权和外观设计专利权自公告之日起生效。

（三）药品专利申请人的权利

专利申请人对国务院专利行政部门驳回申请的决定不服的，可以自收到通知之日起3个月内向国务院专利行政部门请求复审。国务院专利行政部门复审后，做出决定，并通知专利申请人。

专利申请人对国务院专利行政部门的复审决定不服的，可以自收到通知之日起3个月内向人民法院起诉。

（四）专利权的期限、终止和无效

发明专利权的期限为20年，实用新型专利权的期限为10年，外观设计专利权的期限为15年，均自申请日起计算。

自发明专利申请日起满4年，且自实质审查请求之日起满3年后授予发明专利权的，国务院专利行政部门应专利权人的请求，就发明专利在授权过程中的不合理延迟给予专利权期限补偿，但由申请人引起的不合理延迟除外。

六、药品专利实施的特别许可

在国家出现紧急状态或者非常情况时，或者为了公共利益的目的，国务院专利行政部门可以给予实施发明专利或者实用新型专利的强制许可。

为了公共健康目的，对取得专利权的药品，国务院专利行政部门可以给予制造并将其出口到符合中华人民共和国参加的有关国际条约规定的国家或者地区的强制许可。

第三节　药品商标的保护

《中华人民共和国商标法》是为了加强商标管理，保护商标专用权，促使生产、经营者保证商品和服务质量，维护商标信誉，以保障消费者和生产、经营者的利益，促进社会主义市场经济的发展而制定的。国家工商行政管理总局商标局主管全国商标注册和管理的工作。国务院工商行政管理部门设立商标评审委员会，负责处理商标争议事宜。

一、商标的概念和特征

（一）商标的概念

商标是指任何能够将自然人、法人或者其他组织的商品与他人的商品区别开的标志，包括文字、图形、字母、数字、三维标志、颜色组合和声音等，以及上述要素的组合，以上均可以作为商标申请注册。

（二）商标的特征

申请注册的商标，应当有显著特征，便于识别，并不得与他人在先取得的合法权利相冲突。商标的特征：①显著性，即不与他人的商标相混同。②独占性，注册商标所有人对其商标具有专有权、独占权，未经注册商标所有人许可，他人不得擅自使用，否则即构成侵权。③价值性，商标能吸引消费者认牌购物，给经营者带来丰厚的利润。④竞争性，商标是参与市场竞争的工具，商标的知名度越高，其商品或服务的竞争力越强。

二、药品商标的概念和特征

（一）药品商标的概念

药品商标的定义是指文字、图形、字母、数字、三维标志、颜色组合和声音等，以及上述要素的组合，能够区别于他人药品的标志。

（二）药品商标的特征

药品商标除具有一般商标的特征外，还具有：①设计必须符合医药行业的属性，即健康性、安全性、生命性。②药品商标不得使用药品的通用名称。③相对其他类别的商标，药品商标叙述性词汇多。

三、药品商标的分类

商标按文字图像分类可以分为文字商标、图形商标、组合商标；按注册分类分为商品商标、服务商标、联合商标、防御商标。商标可以通过申请，经商标局核准注册的商标为注册商标，包括商品商标、服务商标和集体商标、证明商标。商标注册人享有商标专用权，受法律保护。

（一）文字图像分类

1. 文字商标　纯粹使用文字（汉字、汉语拼音、少数民族文字和外国文字或字母）、数字所构成的商标。通常也就是指根据《中华人民共和国商标法》中有关商标六要素组合规定中使用文字、字母、数字及其组合所构成的商标。

2. 图形商标　用几何图形或其他事物图案构成，使用在商品或服务上的标志。图形商标的使用既有其便于视觉识别的一面，又有其不便于口头呼叫的弊端。图形商标不受语言文字的制约，不论在什么国度，消费者只需看图即可识别。

3. 组合商标　由文字和图形两部分组合而成，使用在商品或服务上的标志。组合商标具有图文并茂、形象生动、引人注意、容易识别、便于呼叫等优点。但文字与图形的组合必须协调，表达的中心思想必须明确。

（二）注册商标分类

1. 商品商标　商品的生产者或经营者为了将自己生产或经营的商品与他人生产或经营的商品区别开来，而使用的文字、图形或其组合标志。商品商标可以是具有某种含义或毫无任何意义的文字、图形或其组合。如同其他商标一样，只要不违反法律的禁用条款，不损害公共道德或他人的利益，具有商标的显著性，均可成为商品商标。

2. 服务商标　提供服务的经营者，为将自己提供的服务与他人提供的服务相区别而使用的标志，亦称服务标记。与商品商标一样，服务商标可以由文字、图形、字母、数字、三维标志和颜色组合，以及上述要素的组合而构成。

3. 集体商标　以团体、协会或者其他组织名义注册，供该组织成员在商事活动中使用，以表明使用者在该组织中的成员资格的标志。

4. 证明商标　由对某种商品或者服务具有监督能力的组织所控制，而由该组织以外的单位或者个人使用于其商品或者服务，用以证明该商品或者服务的原产地、原料、制造方法、质量或者其他特定品质的标志。

集体商标、证明商标注册和管理的特殊事项，由国务院工商行政管理部门规定。

四、药品商标注册的申请程序

（一）药品商标注册的申请

商标注册申请人应当按规定的商品分类表填报使用商标的商品类别和商品名称，提出注册申请。商标注册申请人可以通过一份申请就多个类别的商品申请注册同一商标。提交商标图样，附送有关证明文件，缴纳申请费用。申请商标注册的有关文件，可以以书面方式或者数据电文方式提出。申请注册和使用商标，应当遵循诚实信用原则。

（二）药品商标注册的审查和核准

对申请注册的商标，商标局应当自收到商标注册申请文件之日起 9 个月内审查完毕，符合本法有关规定的，予以初步审定公告。

1. 形式审查 申请手续齐备并按照规定填写申请文件的，商标局发给"受理通知书"；申请手续基本齐备或者申请文件填写基本合格，但需补正的，商标局发给"商标注册申请补正通知书"；申请手续不齐或申请文件填写不合格，发"不予受理通知书"，予以退回。

2. 实质审查 商标局查核申请商标是否有显著性，是否符合商标法律法规的注册规定，如果审核通过，进入初审公告阶段。

3. 初审公告 对经审查后初步审定的商标，由商标局进行为期 3 个月的初审公告，若无人提出异议，该商标即可以成功注册。

4. 注册公告 初审公告期若无异议或经裁定异议不成立的，由国家商标局核准注册，发给商标注册证，并在《商标公告》上予以公告。

对驳回申请、不予公告的商标，商标局应当书面通知商标注册申请人。商标注册申请人不服的，可以自收到通知之日起 15 日内向商标评审委员会申请复审。商标评审委员会应当自收到申请之日起九个月内做出决定，并书面通知申请人。有特殊情况需要延长的，经国务院工商行政管理部门批准，可以延长 3 个月。当事人对商标评审委员会的决定不服的，可以自收到通知之日起 30 日内向人民法院起诉。

商标局做出不予注册决定，被异议人不服的，可以自收到通知之日起 15 日内向商标评审委员会申请复审。商标评审委员会应当自收到申请之日起 12 个月内做出复审决定，并书面通知异议人和被异议人。有特殊情况需要延长的，经国务院工商行政管理部门批准，可以延长 6 个月。被异议人对商标评审委员会的决定不服的，可以自收到通知之日起 30 日内向人民法院起诉。人民法院应当通知异议人作为第三人参加诉讼。

（三）注册商标的续展、变更、转让和使用许可

注册商标的有效期为 10 年，自核准注册之日起计算。

注册商标有效期满，需要继续使用的，商标注册人应当在期满前 12 个月内按照规定办理续展手续；在此期间未能办理的，可以给予 6 个月的宽展期。每次续展注册的有效期为 10 年，自该商标上一届有效期满次日起计算。期满未办理续展手续的，注销其注册商标。

商标局应当对续展注册的商标予以公告。

注册商标需要变更注册人的名义、地址或者其他注册事项的，应当提出变更申请。

转让注册商标的，转让人和受让人应当签订转让协议，并共同向商标局提出申请。受让人应当保证使用该注册商标的商品质量。转让注册商标的，商标注册人对其在同一种商品上注册的近似的商标，或者在类似商品上注册的相同或者近似的商标，应当一并转让。

转让注册商标经核准后，予以公告。受让人自公告之日起享有商标专用权。

商标注册人可以通过签订商标使用许可合同，许可他人使用其注册商标。许可人应当监督被许可人使用其注册商标的商品质量。被许可人应当保证使用该注册商标的商品质量。必须在使用该注册商标的商品上标明被许可人的名称和商品产地。

许可他人使用其注册商标的，许可人应当将其商标使用许可报商标局备案，由商标局公告。商标使用许可未经备案不得对抗善意第三人。

五、商标使用的管理

商标的使用，是指将商标用于商品、商品包装或者容器及商品交易文书上，或者将商标用于广告宣传、展览及其他商业活动中，用于识别商品来源的行为。

商标注册人在使用注册商标的过程中，自行改变注册商标、注册人名义、地址或者其他注册事项的，由地方工商行政管理部门责令限期改正；期满不改正的，由商标局撤销其注册商标。

注册商标成为其核定使用的商品的通用名称或者没有正当理由连续 3 年不使用的，任何单位或者个人可以向商标局申请撤销该注册商标。商标局应当自收到申请之日起 9 个月内做出决定。有特殊情况需要延长的，经国务院工商行政管理部门批准，可以延长 3 个月。

注册商标被撤销、被宣告无效或者期满不再续展的，自撤销、宣告无效或者注销之日起 1 年内，商标局对与该商标相同或者近似的商标注册申请，不予核准。

将未注册商标冒充注册商标使用的，或者使用未注册商标违反商标法规定的，由地方工商行政管理部门予以制止，限期改正，并可以予以通报，依据违法经营额处以相应罚款。

对商标局撤销或者不予撤销注册商标的决定，当事人不服的，可以自收到通知之日起 15 日内向商标评审委员会申请复审。商标评审委员会应当自收到申请之日起 9 个月内做出决定，并书面通知当事人。有特殊情况需要延长的，经国务院工商行政管理部门批准，可以延长 3 个月。当事人对商标评审委员会的决定不服的，可以自收到通知之日起 30 日内向人民法院起诉。

法定期限届满，当事人对商标局做出的撤销注册商标的决定不申请复审或者对商标评审委员会做出的复审决定不向人民法院起诉的，撤销注册商标的决定、复审决定生效。

被撤销的注册商标，由商标局予以公告，该注册商标专用权自公告之日起终止。

六、药品注册商标权的范围

商标持有人在取得注册商标后，对该商标享有该注册商标的专有使用权、禁止权、转让权、许可权。

1. 专用权 注册商标的专用权，以核准注册的商标和核定使用的商品为限。药品商标专有权人对自己注册的商标在法律规定范围内的专有使用、不受他人侵犯的权利。

2. 禁止权 商标权人有禁止他人未经许可使用其注册商标，或以其他方式侵犯其商标专有权的权利。

3. 转让权 药品商标权人在法律允许的范围内，将其注册商标有偿或无偿转让的权力，转让注册商标的，转让人与受让人应当签订转让协议，并共同向商标局提出申请。

4. 许可权 商标权人以收取使用费用为目的，通过合同的方式许可他人使用其注册商标的权力。

七、药品商标权的保护

（一）商标权的保护范围与期限

1. 保护范围 注册商标专用权的保护，以核准注册的商标和核定使用的商品为限。

2. 保护期限 注册商标的有效期为 10 年，自核准注册之日起计算。注册商标有效期满，需要继续使用的，商标注册人应当在期满前 12 个月内按照规定办理续展手续；在此期间未能办理的，可有 6 个月的宽展期。每次续展注册的有效期为 10 年，自该商标上一届有效期满次日起计算。期满未办理续展手续的，注销其注册商标。

（二）药品商标侵权的认定

有下列行为之一的，认定有侵犯注册商标权的行为：①未经商标注册人的许可，在同一种商品上使用与其注册商标相同的商标。②未经商标注册人的许可，在同一种商品上使用与其注册商标近似的商标，或者在类似商品上使用与其注册商标相同或者近似的商标，容易导致混淆的。③销售侵犯注册商标专用权的商品。④伪造、擅自制造他人注册商标标识或者销售伪造、擅自制造的注册商标标识的。⑤未经商标注册人同意，更换其注册商标并将该更换商标的商品投入市场。⑥故意为侵犯他人商标专用权行为提供便利条件，帮助他人实施侵犯商标专用权的行为。⑦给他人的注册商标专用权造成其他损害的。

（三）药品商标侵权行为人的法律责任

药品商标侵权发生时，侵权行为人应承担的法律责任主要有三种责任，即行政责任、民事责任、刑事责任。

1. 行政责任 对医药商标侵权行为，工商行政管理部门有权责令侵权行为人停止侵权行为，没收、销毁侵权商品和主要用于制造侵权商品、伪造注册商标标识的工具，罚款等。

2. 民事责任 一是停止侵权，医药商标侵权行为人应该根据工商行政管理部门的处理决定或者人民法院的裁判，立即停止正在实施的侵权行为并销毁侵权商品。二是赔偿损失，侵犯商标专用权的赔偿数额，按照权利人因被侵权所受到的实际损失确定；实际损失难以确定的，按侵权人因侵权所获利益确定；权利人的损失或者侵权人获得的利益难以确定的，参照该商标许可使用费的倍数合理确定。三是消除影响，在侵权者实施侵权行为时，给注册商标持有人的商誉造成损害，侵权者应采用适当方式承担消除影响的法律责任。

3. 刑事责任　未经商标注册人许可，在同一种商品上使用与其注册商标相同的商标，或者伪造、擅自制造他人注册商标标识或者销售伪造、擅自制造的注册商标标识，或者销售明知是假冒注册商标的商品的情形，构成犯罪，除赔偿被侵权人的损失外，依法追究刑事责任。

有关医药方面的知识产权还包括医药著作权、商业秘密、未披露数据等的保护，本书不过多描述，具体的可参见《中华人民共和国著作权法》《中华人民共和国反不正当竞争法》《中华人民共和国合同法》《中华人民共和国民法通则》《中华人民共和国劳动法》《中华人民共和国药品管理法实施条例》《药品注册管理办法》等法律、法规。

本章小结

知识产权是指公民、法人或其他组织对其在科学技术和文学艺术等领域内，主要基于智力劳动创造完成的成果所依法享有的专有权利。药品知识产权是指一切与药品有关的发明创造和智力劳动成果的财产权。知识产权属于民事权利的范畴，它具有时间性、地域性、专有性的基本特征。药品知识产权主要包括药品专利、药品商标、医药著作、医药商业秘密类。中国通过加入相关国际组织、国际公约，制定法律体系保护药品知识产权。《中华人民共和国专利法》规定专利分为发明专利、实用新型专利、外观设计专利三种类型。商标可以分为文字商标、图形商标、组合商标、商品商标、服务商标、联合商标、防御商标。商标可以通过申请，经商标局核准注册的商标为注册商标，包括商品商标、服务商标、集体商标、证明商标。商标具有显著性、独占性、价值性、竞争性的特征。商标是参与市场竞争的工具，商标的知名度越高，其商品或服务的竞争力越强。商标注册人享有商标专用权，受法律保护。药品商标注册首先要注册申请，再经过审核和批准而许可和发证。商标的使用，是指将商标用于商品、商品包装或者容器及商品交易文书上，或者将商标用于广告宣传、展览及其他商业活动中，用于识别商品来源的行为。商标持有人在取得注册商标后，对该商标享有该注册商标的专有使用权、禁止权、转让权、许可权。

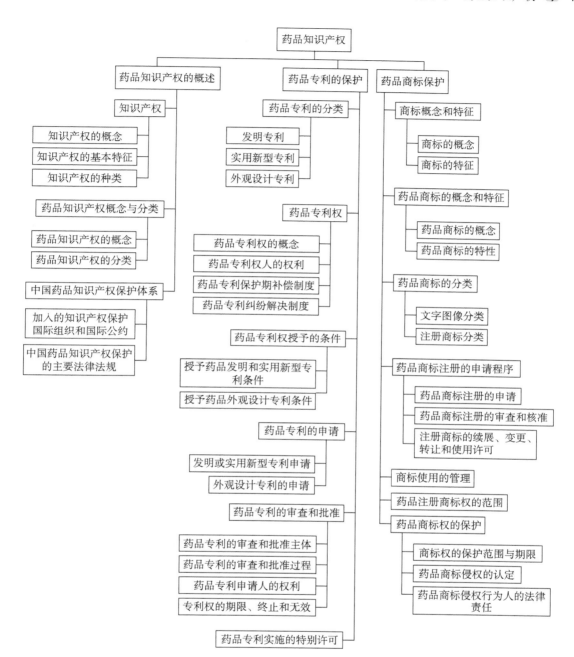

第十一章 药学服务与管理 ▷▷▷▷

学习目的

学习了解有关药学服务主体、对象、内容等知识；培养识别是否属于药学服务的能力；提升为药学服务做好管理工作的素养。

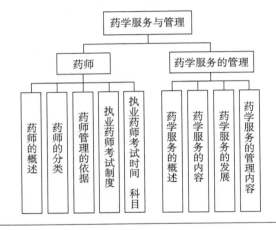

第一节 药 师

一、药师的概述

药师（pharmacist），《辞海》定义药师："指受过高等药学教育或在医疗预防机构、药事机构和制药企业从事药品调剂、制备、检定和生产等工作并经卫生部门审查合格的高级药学人员。"药师泛指受过药学专业或相关专业高等教育，经过行业管理部门及人事部门资格审核同意，从事药学方向技术工作的人员。"美国的韦氏词典（Webster）将"药师"定义为"从事药学的人"。在美国，各州均有自己的《药房法》，由各州药房理事会执行，药房理事会全国联合会颁布了《标准州药房法》，其对"药师"的定义是指"州药事管理委员会正式发给执照并准予从事药房工作的个人"。执业药师是指经全国统一考试合格，取得《中华人民共和国执业药师职业资格证书》（以下简称《执业药师职业资格证书》）并经注册，在药品生产、经营、使用和其他需要提供药学服务的单位中执业的药学技术人员。

二、药师的分类

不同的分类方式可将药师分为不同的类别，以下是我国现阶段药师的类别。

根据药师工作领域不同，可分为医院药房药师、社会药房药师、药品生产企业药师、药品经营企业药师。

根据药师职称的不同，可分为药师（初级职称）、主管药师（中级职称）、副主任药师和主任药师（高级职称）。

根据从事专业不同，可分为西药师、中药师、临床药师。

根据是否拥有药房所有权，可分为开业药师、被聘任药师。

根据是否有执业资格，可分为卫生专业技术系列药师、执业药师。

三、药师管理的依据

（一）《药品管理法》对药师的规范

《药品管理法》第 5 章药品经营第 52 条，从事药品经营活动应当具备条件中的第一款规定："有依法经过资格认定的药师或者其他药学技术人员。"资格认定的药师包括卫生专业技术系列认定的和执业资格考试认定的；其他药学技术人员有基层医疗机构的药士。第 58 条规定："依法经过资格认定的药师或者其他药学技术人员负责本企业的药品管理、处方审核和调配、合理用药指导等工作。"

第 6 章医疗机构药事管理中的第 69 条规定："医疗机构应当配备依法经过资格认定的药师或者其他药学技术人员，负责本单位的药品管理、处方审核和调配、合理用药指导等工作。非药学技术人员不得直接从事药剂技术工作。"第 73 条规定："依法经过资格认定的药师或者其他药学技术人员调配处方，应当进行核对，对处方所列药品不得擅自更改或者代用。对有配伍禁忌或者超剂量的处方，应当拒绝调配；必要时，经处方医师更正或者重新签字，方可调配。"

第 8 章药品价格和广告中规定，药师不可以接受药品上市许可持有人、药品生产企业、药品经营企业或者代理人以任何名义给予使用其药品的财物或者其他不正当利益。第九十条规定，药师不得以其名义或者形象作药品推荐、证明。

（二）《药品经营质量管理规范》对执业药师的规范

《药品经营质量管理规范》中规定执业药师资格是药品批发企业质量负责人的必要条件之一。

零售企业法定代表人或者企业负责人应当具备执业药师资格；还应当按照国家有关规定配备执业药师，负责处方审核，指导合理用药；销售处方药必须经执业药师审核后方可调配。药品零售企业应当在营业场所的显著位置悬挂执业药师注册证；在岗执业的执业药师应当挂牌明示。

《药品经营质量管理规范》第 3 章药品零售的质量管理，第 123 条规定："企业应当设置质量管理部门或者配备质量管理人员,指导并监督药学服务工作。"第135条规定:"药品零售质量管理制度应当包括提供用药咨询、指导合理用药等药学服务的管理。"

(三)《中国执业药师职业道德准则》的执业药师道德规范

《中国执业药师职业道德准则》从救死扶伤、不辱使命,尊重患者、平等相待,依法执业、质量第一,进德修业、珍视声誉,尊重同仁、密切协作全方位规范了执业药师的职业道德行为。对于违反《中国执业药师职业道德准则》和《中国执业药师职业道德准则适用指导》的执业药师及代行执业药师职责的其他药学技术人员,由执业药师协会依据章程给予相应的处理。

(四)《医疗机构药事管理规定》对药师的规范

医疗机构成立药事管理与药物治疗学组时,必须包含药师以上专业技术职务任职资格人员。药学部门具体负责药品管理、药学专业技术服务和药事管理工作,开展以患者为中心,以合理用药为核心的临床药学工作,组织药师参与临床药物治疗,提供药学专业技术服务。医疗机构药学部门负责人应当具有高等学校药学专业专科以上或者中等学校药学专业毕业学历,以及药师以上专业技术职务任职资格。医疗机构应当建立由医师、临床药师和护士组成的临床治疗团队,开展临床合理用药工作。医疗机构应当配备临床药师。临床药师应当全职参与临床药物治疗工作,对患者进行用药教育,指导患者安全用药。医疗机构应当根据本机构性质、任务、规模配备适当数量临床药师,三级医院临床药师不少于5名,二级医院临床药师不少于3名。

临床药师应当具有高等学校临床药学专业或者药学专业本科毕业以上学历,并应当经过规范化培训。

医疗机构药师必须按工作职责进行履职。

四、执业药师考试制度

国家设置执业药师准入类职业资格制度,纳入国家职业资格目录。执业药师是指经全国统一考试合格,取得《执业药师职业资格证书》并经注册,在药品生产、经营、使用和其他需要提供药学服务的单位中执业的药学技术人员。

(一)执业药师考试主管部门的职责

国家药品监督管理局与人力资源社会保障部共同负责全国执业药师资格制度的政策制定,并按照职责分工对该制度的实施进行指导、监督和检查。

各省、自治区、直辖市负责药品监督管理的部门和人力资源社会保障行政主管部门,按照职责分工负责本行政区域内执业药师职业资格制度的实施与监督管理。

执业药师资格实行全国统一大纲、统一命题、统一组织的考试制度,一般每年举行一次。人事部负责组织审定考试科目、考试大纲和试题,会同国家药品监督管理局对考试工作进行监督、指导并确定合格标准。国家药品监督管理局负责组织拟定考试科目和考试大纲、编写培训教材、建立试题库及考试命题工作。

（二）申请考试的资格

凡中华人民共和国公民和获准在我国境内就业的其他国籍的人员具备以下条件之一者，均可申请参加执业药师资格考试：①取得药学类、中药学类专业大专学历，在药学或中药学岗位工作满 5 年。②取得药学类、中药学类专业大学本科学历或学士学位，在药学或中药学岗位工作满 3 年。③取得药学类、中药学类专业第二学士学位、研究生班毕业或硕士学位，在药学或中药学岗位工作满 1 年。④取得药学类、中药学类专业博士学位。⑤取得药学类、中药学类相关专业相应学历或学位的人员，在药学或中药学岗位工作的年限相应增加 1 年。

执业药师职业资格考试合格者，由各省、自治区、直辖市人力资源社会保障部门颁发《执业药师职业资格证书》。该证书由人力资源社会保障部统一印制，国家药品监督管理局与人力资源社会保障部用印，在全国范围内有效。

（三）执业药师的注册

取得《执业药师职业资格证书》者，应当通过全国执业药师注册管理信息系统向所在地注册管理机构申请注册。经注册后，方可从事相应的执业活动。未经注册者，不得以执业药师身份执业。

申请注册者，必须同时具备下列条件：取得《执业药师职业资格证书》；遵纪守法，遵守执业药师职业道德，无不良信息记录；身体健康，能坚持在执业药师岗位工作；经所在单位考核同意。

执业药师变更执业单位、执业范围等应当及时办理变更注册手续。

执业药师注册有效期为 5 年。需要延续的，应当在有效期届满 30 日前，向所在地注册管理机构提出延续注册申请。

五、执业药师考试时间、科目

（一）考试时间

执业药师职业资格考试日期原则上为每年 10 月。

（二）考试科目

执业药师职业资格考试分为药学、中药学两个专业类别。

药学类考试科目：药学专业知识（一）、药学专业知识（二）、药事管理与法规、药学综合知识与技能共 4 个科目。

中药学类考试科目：中药学专业知识（一）、中药学专业知识（二）、药事管理与法规、中药学综合知识与技能共 4 个科目。

符合《执业药师职业资格制度规定》报考条件，按照国家有关规定取得药学或医学专业高级职称并在药学岗位工作的，可免试药学专业知识（一）、药学专业知识（二），只参加药事管理与法规、药学综合知识与技能两个科目的考试；取得中药学或中医学专业高级职称并在中药学岗位工作的，可免试中药学专业知识（一）、中药学专业知识（二），只参加药事管理与法规、中药学综合知识与技能两个科目的考试。

（三）考试周期

考试以 4 年为一个周期，参加全部科目考试的人员须在连续 4 个考试年度内通过全部科目的考试。

免试部分科目的人员须在连续两个考试年度内通过应试科目。

第二节　药学服务的管理

一、药学服务的概述

药学服务（pharmaceutical care），是药学人员利用药学专业知识和工具，向社会公众（包括医药护人员、患者及其家属、其他关心用药的群体等）提供与药物使用相关的各类服务，以期提高药物治疗的安全性、有效性和经济性，实现改善和提高人类生命质量的理想目标。

"药学服务"一词在 20 世纪 70 年代就已出现，其理念源自"为药物使用负责（drug use control）"的思想，以区别于之前单纯的药品调配工作，这一思想超越了临床药学只关注药物的局限，转变为以患者为中心的主动服务，药学人员在药物治疗过程中，关注患者的心理、行为、环境、经济、生活方式、职业等影响药物治疗的各种社会因素。

二、药学服务的内容

药学服务包括药物调剂、参与并实施药物治疗（处方点评、治疗药物监测）、药物评价、不良反应监测与报告、药学咨询、健康教育等。

（一）药物调剂

药师在调剂工作中，首先要审核处方（包括处方的合法性、规范性、完整性、适宜性、合理性进行审核），接着是对处方进行调配；对静脉用药还需专门培训的药剂人员严格按照标准操作程序配制。

（二）药物治疗

药师在药物治疗全过程中为患者争取最好的结果，为患者提供全程化的药学服务，药师与临床医师一起制定和调整合理的个体化用药方案。

为了提高处方质量，促进合理用药，保障医疗安全，药师参与处方点评是提高临床药物治疗水平的重要手段，是医院持续医疗质量改进和药品临床应用管理的重要组成部分。

（三）药学咨询

药学咨询服务是药学技术人员应用所学专业知识面向医务人员、患者，以及想了解用药信息的人员提供的，与药物使用有关的服务。临床药学服务近年来在部分地区开展，但全国开展的情况还不理想，药师临床药学门诊将会是未来药学服务的发展方向之一。

（四）健康教育

健康教育是医务人员通过有计划、有目的的教育活动，向人们介绍健康知识、进行健康指导，促使人们健康行为生活方式的养成。通过开展健康知识讲座、提供科普教育材料以及提供药学咨询等方式，宣传合理用药的基本常识，提高用药依从性。

三、药学服务的发展

（一）药学服务概念的提出

20 世纪 70 年代提出"药学服务"概念，标志着药师以药物为中心转变为以患者为中心，从单纯的药品调剂向为提高患者健康的药学服务工作转变。

（二）药学服务的规范化

1997 年，美国临床药学院正式提出了由药师参与的合作药物治疗管理，在这一模式下，药师与医生共同协商开方。药师设计药物治疗方案，并对整个用药过程进行监测。到 2003 年，美国已有 75% 的州立法或在原来各州的医疗实践法基础上进行修改，以促进药师在患者药物治疗中发挥作用。2001～2003 年，美国的参众两院都提出修改社会保障法以确认药师为享有医疗保险的患者提供服务的法律地位。美国作为临床药学的发源地，药学服务由被动向主动转变的过渡阶段后，目前已经进入药物监护阶段，药学服务呈现专科化的发展趋势，药师深入专科病房，参与查房、治疗、会诊、药学监护、与医师讨论制订治疗计划及给药方案，监测及评估药物治疗，发现问题，提出干预建议，与医疗团队其他成员共同为患者服务，进一步提升药师在医疗团队的价值和作用。

在德国，药学工作人员分工明确，在社会药房，药品采购、保管人员担任药品的采购、保管及其他非专业性工作，但不允许担任调配、制剂和药检工作，一般情况下也不允许此类人员在前台出现。德国有严格的法律法规，对于社会药房从业人员准入有严格要求。德国社会药房药学服务的内容一般包括与药品相关的安全用药和有效用药指导、健康教育、针对不同疾病类型的顾客建立药历、健康教育资料的发放等。

2000 年后，日本药学服务全面发展，社区药房药师对患者购买或使用的药物要尽力提供全面的药物信息；药师为深度老龄化社会提供适宜的药学服务；临床药师为住院患者提供综合的药学监护。

英国皇家药学会 2017 年 11 月发布医疗机构药学服务标准，从患者优先、全程护理、转介信息完整等多维度描述了高质量的药学服务。该标准适用于医院、初级卫生机构、精神疾病治疗中心、救济院等医疗机构，以此确保药学服务的提供者不断改进创新，确保患者可以得到最好的治疗效果。2019 年 7 月，英国社会和卫生保健部门发布的 CPCF 提出推动药店转向更侧重于临床的服务，支持社区药房开展社区药剂师咨询服务、小疾病治疗、戒烟服务、药物优化服务等。

（三）我国药学服务概况

随着我国医保改革和药品分类管理制度的深入，药学专业人员如何运用所学的专业知识，有效地预防药源性疾病、合理利用医药资源日益受到重视。但由于我国重医轻药的现实，导致临床药学工作发展缓慢，全面的药学服务工作更是举步维艰。

药师不仅对患者负责，更应该对整个社会的用药人群负责。因此该服务不仅由药师个体实施，更需要通过集体合作完成。药学服务不仅是临床药师的责任，而是所有医院药师和社区药房药师的共同责任。

我国药学界在 20 世纪 90 年代初就翻译了药学服务的概念，虽然翻译的词汇不同（包括药学保健、药学监护、药疗保健、药疗服务、药师照顾、药学关怀等），但内涵一致，并获得广泛接受。而真正付诸实践，若以临床药师参与临床诊疗为标志，则是从 20 世纪 90 年代后期开始的。医疗管理部门也适时地颁布《医疗机构药事管理暂行规定》，为促进合理用药，建立了临床药师制度。2018 年，国家卫生健康委员会和国家中医药管理局联合印发了《关于加快药学服务高质量发展的意见》，促进适应科学技术水平的药学服务高质量发展，指定多家医院作为临床药师制试点、遴选临床药师培训机构等工作的开展，大大加速了药学服务的普及与开展。例如，临床药师与临床医生、护理人员一起查房、讨论病案，参与临床药物治疗工作等。临床药师门诊的开设、窗口药学咨询服务的普及和社区药学服务的实施，标志着药师已经走出药房，其专业服务开始为公众所认可。

四、药学服务的管理内容

依据我国药学服务发生的场地进行归类，主要是医疗机构药学服务、社会药店药学服务、社区药学服务、互联网上的药学服务。针对这四类药学服务场所开展的药学服务进行管理，是从药学服务行为、内容严格管理。

（一）医疗机构药学服务管理

强化药师门诊和药师负责制，从制度上保证患者用药安全、有效、经济、适宜。医疗机构应设药师门诊和住院部临床药学室，为门诊患者及住院患者提供药学服务。药师门诊的主要任务是审核医师处方，可通过网络与医师沟通、交流，建议医师修改不合理的处方；为患者讲解用药方案，并由患者认可用药方案后，患者在处方上签字确认。门诊当班药师应具有一定医学知识和较丰富的药学知识，并有多年药学工作经验，有较好的沟通能力。住院部临床药师应与临床医师共同查房，参与并审核用药方案。宣传合理用药知识；监测药品不良反应；记录药历。

（二）社会药房药学服务管理

社会药房在药品销售过程中，其药师为医药消费者提供的用药安全、有效、经济的专业服务，为医药消费者提供用药咨询、审核医师外配处方、调配处方药、推荐应用非处方药、指导用药、合理用药宣传、收集用药信息、监测药品不良反应、记录药历等，对医药消费者的用药全程负责。药品监管部门、人力资源和社会保障部门按《药品经营质量管理规范》要求，严格管理，对住店药师、执业药师进行资格审核，明确药师的职责，加强药师对药品质量的监督检查管理。

（三）社区药学服务管理

随着我国社区功能的不断完善，社区药学服务也得到很大的发展，其是医疗机构和社会药房药学服务的补充和延续。社区药学服务是由基层乡镇卫生院和城镇社区卫生服务机构等的药师担任，除了完成一般医疗机构的用药咨询、指导用药等药学服务的任务外，还要走进社区，深入家庭了解社区居民的用药情况，发现家庭用药存在的问题，帮助清理家庭小药箱，为慢性病患者建立、管理、应用终生药历，分析用药的合理性，及时纠正不合理用药，宣传合理用药知识。对社区药学服务管理，通过制定社区药师的工作目标，下达社区药学服务任务，明确社区药师的职责，规范社区药师的工作流程，提高社区居民的合理用药率，降低社区药品的不良反应发生率。

（四）互联网药学服务管理

科技发展，互联网运用已经渗透到各行各业，如何利用好互联网快捷、便利、低成本的优势，在药学服务方面是大有作为的。加强药学服务网络建设管理，对提高药学服务具有重要的意义。依据互联网药品信息服务和互联网药品经营的规定，严格管理互联网药学服务行为，更好地服务于大众药学服务需求。

📚 **课后案例**

探索推进医院"智慧药房"

在积极推进"互联网＋药学服务"健康发展中，探索推进医院"智慧药房"是服务大众的又一方式。充分利用信息化手段，实现处方系统与药房配药系统无缝对接，缩短患者取药等候时间。通过开设微信公众号、患者客户端等，方便患者查询处方信息、药品用法用量、注意事项等。探索开展对慢性病患者的定时提醒、用药随访、药物重整等工作，重点是同时患有多重慢性病的老年患者，以保障用药安全。

思考：

1. 智慧药房的智慧表现在哪些方面？

2. 如何实现智慧药房的功能？

本章小结

药学服务由药师负责实行，我国药师由卫生专业技术类和执业药师两类构成，前者主要在医疗机构开展药事管理、药学服务，后者在药品生产、经营企业进行药事管理和药学服务工作，社会药房必须配备执业药师。药学服务是药学人员利用药学专业知识和工具，向社会公众（包括医药护人员、患者及其家属、其他关心用药的群体等）提供与药物使用相关的各类服务，以期提高药物治疗的安全性、有效性和经济性，实现改善和提高人类生命质量的理想目标。药学服务包括药物调剂、参与并实施药物治疗（处方点评、治疗药物监测）、药物评价、不良反应监测与报告、药学咨询、健康教育等。依据我国药学服务发生的场地进行归类，主要是医疗机构药学服务、社会药店药学服务、社区药学服务、互联网上的药学服务。

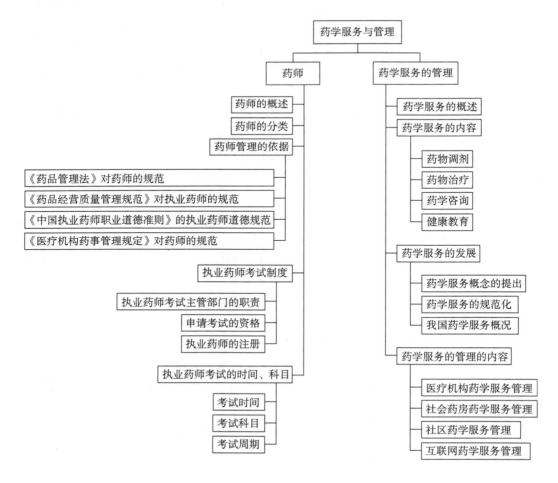